·大国医用药心法丛书·

薛己

用八味丸

李成文　刘桂荣◎总主编

刘巨海　李崧◎主编

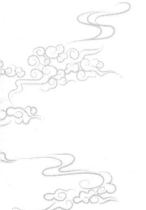

中国健康传媒集团

中国医药科技出版社

内容提要

本书选取薛己的著作及他对前人著作的评注中有关八味丸应用的论述，将其按照内科、儿科、外科、妇科、五官科分类进行归纳整理，展现薛己临证应用八味丸的用药心法。内容精炼、条理清晰，对于学习古代医家的临床用药经验很有帮助，适合于研究学习中医临床的读者阅读参考。

图书在版编目（CIP）数据

薛己用八味丸/刘巨海，李崧主编．—北京：中国医药科技出版社，2021.12

（大国医用药心法丛书）

ISBN 978 - 7 - 5214 - 2863 - 6

Ⅰ. ①薛…　Ⅱ. ①刘…　Ⅲ. ①丸剂－中药疗法　Ⅳ. ①R243

中国版本图书馆 CIP 数据核字（2021）第 220231 号

美术编辑　陈君杞
版式设计　友全图文

出版　**中国健康传媒集团** | 中国医药科技出版社
地址　北京市海淀区文慧园北路甲 22 号
邮编　100082
电话　发行：010 - 62227427　邮购：010 - 62236938
网址　www.cmstp.com
规格　880 × 1230mm $^1/_{32}$
印张　2 $^1/_4$
字数　60 千字
版次　2021 年 12 月第 1 版
印次　2021 年 12 月第 1 次印刷
印刷　三河市万龙印装有限公司
经销　全国各地新华书店
书号　ISBN 978 - 7 - 5214 - 2863 - 6
定价　**20.00 元**

获取新书信息、投稿、为图书纠错，请扫码联系我们。

《大国医用药心法丛书》

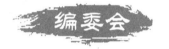

编委会

总主编　李成文　刘桂荣

编　委（按姓氏笔画排序）

　　　　李　萍　李成年　杨云松

　　　　谷建军　胡方林　胡素敏

　　　　戴　铭

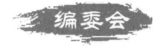

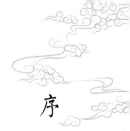

序

中医药是中华民族优秀文化的瑰宝，千年来赓续不绝，不断发扬光大，一直护佑着中国人民的健康，庇佑中华民族生生不息，并在世界范围内产生着越来越大的影响力和吸引力。中医药在数千年的发展中，涌现出众多的医家。正是这一代代苍生大医，使得中医药学世代传承，汇成了川流不息的文化长河，为中华民族的繁衍和百姓的健康提供了保障，功不可没。历史长河中的名家圣手，穷尽一生的努力，留下了毕生心血实践的理论及光辉的著作，不仅是中华民族更是全人类的宝贵财富。以四大经典为代表的典籍为中医理论体系奠定了基础，历代医家不断研究和阐发，使之不断充实、提高、发展。他们以继承不泥古、发扬不离宗的精神繁荣着中医学。当前，中医药发展虽然面临"天时、地利、人和"的大好局面，但我们对于中医理论的系统学习和创新研究还很迟缓，远未满足中医药事业发展的需要，以及社会进步和人民群众的需求。如何按照中医药自身发展的规律来加快理论创新，促进学术进步，是我们这一代中医学者面临的艰巨任务。历代前贤已经积累了丰富而实用的学术理论和实践经验，并形成了独到的临床诊疗技艺，但却还没有得到很好的传承，继承不足，创新也就缺乏动力，制约着中医药事业的持续健康发展。

幸运的是，我们党和政府高度重视中医药工作，特别是党的十八大以来，以习近平同志为核心的党中央把中医药工作摆在更加突出的位置，出台了一系列推进中医药事业发展的重要政策和措施，中医药改革发展取得显著成绩。在抗击新冠肺炎疫情过程中，中医药的应用取得了令人信服的成效，中医药方案具有独特性、可及性、社会性、安全性、经济性、多样性六大优势，获得了社会各界的普遍认可。古老的中医药历久弥新，正在被越来越多的人所接受。

《"健康中国 2030"规划纲要》提出，实施中医药传承创新工程，重视中医药经典医籍研读及挖掘，全面系统继承历代各家学术理论、流派及学说，不断弘扬当代名老中医药专家学术思想和临床诊疗经验，挖掘民间诊疗技术和方药，推进中医药文化传承与发展。这也是本丛书策划出版的初心和宗旨。

本丛书精选了自金元时期至清代共 10 位杰出医家，系统整理了他们独特的方药应用和临证经验。这些医家皆为应用方药具有代表性或学术特色突出的医家，论治疾病经验丰富，常于平淡之中见神奇，论述平实且切合临床实际；其所记录医案众多而真实，其治法方药均可师可法，治疗思路颇具启发性。

本次整理研究，是在反复阅读原著、把握全局的基础上，对医家的学术经验进行了全面探讨，尽量反映其临证思维方法，还原其用药思路、方法和规律，全书收罗广博、条分缕析，详略适中，有利于读者掌握医家应用方药的原理及临床运用规律，以适应当前临床实际的需要。

丛书内容完全出自医家原著，最大限度地反映医家本人的经验论述，不添加任何现代人的观点和评价，希望读者读来能有原汁原味、酣畅淋漓的感觉。另外，凡入药成分涉及国家禁猎和保护动物的（如犀角、虎骨等），为保持古籍原貌，原则上不改。但在临床运用时，应使用相关替代品。

本丛书的参编涉及全国多所高等中医院校及医疗机构的多位专家、学者。全体作者历时 5 年，怀着对中医药事业的赤子之心，在中医药传承道路上，默默奉献，以实际行动切实履行了"继承好、发展好、利用好"中医药学术的重大使命。

希望丛书能成为中医药院校在校学生和中医、中西医结合医生的良师益友；成为医疗、教学、科研机构及各图书馆的永久珍藏。

由于种种原因，丛书难免有疏漏之处，敬请读者不吝批评指正，以利于本书修订和完善。

在此衷心感谢中国医药科技出版社的大力支持！

丛书编委会

2021 年 9 月

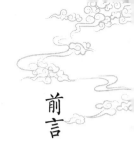

　　薛己，字新甫，号立斋，生活于明代成化二十三年至嘉靖三十七年（公元 1487～1558 年），江苏吴郡（今苏州）人。薛己出身于医学世家，其父薛铠，字良武，《吴县志》记载其"精医理，疗病必本五行生克，不按方施治，著述甚多，《保婴撮要》尤足为后世法程。弘治间征为太医院，屡治奇验，以子己故赠院使。"薛己初习儒业，但屡试不第，遂转而肆力医学，得父之传，初攻外科，后开创外科"薛己派"，并精于内、妇、儿等各科。

　　薛己一生，素爱观书，著作等身。每日读书之时"蓬首执卷，细绎寻思，如经生下帷之状"（《保婴撮要·序》），常"徜徉林丘，上下今古，研精覃思，垂二十年"（《明医杂著·序》）。薛己著作大体分为两类，一类是评注前人著作，如对薛铠《保婴撮要》，陈自明《妇人良方》《外科精要》，钱乙《小儿药证直诀》，王纶《明医杂著》，陈文中《小儿痘疹方论》，朱丹溪《平治荟萃》，倪维德《原机启微》等的评注心得；一类是其自身的医学实践体会，如《外科发挥》《外科枢要》《外科心法》《外科经验方》《疠疡机要》《口齿类要》《女科撮要》《保婴粹要》《正体类要》《过秦新录》《本草约言》等，后一类著作多以医案的形式呈现，后人将此两类著作合编，辑为《薛氏医案》，收书 24 种。

　　对于薛己的学术思想，沈启源在《疠疡机要·序》中写道："不问大小，必以治本为第一要义"，《四库全书总目提要》也说："己治病务求本原，用八味丸、六味丸直补真阴真阳，以滋化源，实由己发之。"后人在总结薛己治则治法时大多认为重视脾肾，滋补化源是其特色。明朝前期，刘、朱"火热论""阳有余阴不足论"

占据医学主流，粗陋之徒滥用苦寒，戕伐脾胃，贻害甚广。薛己深受《内经》、孙思邈、王冰、钱乙、李杲等的影响，在神机气立学说、脾胃元气论、"补益脾胃滋补化源"的指导下，提出"《内经》千言万语，旨在说明人有胃气则生，以及四时皆以胃气为本"的观点，善于使用补中益气汤、六君子汤、四君子汤等调理脾胃，具体内容已如本系列丛书其他部分所述，不再赘言。

薛己同样重视肾与命门。在《难经》"左肾为肾，右肾为命门"启发下，从藏精、系胞、主持诸气等功能入手，发挥肾命学说，成为明清温补学派的先驱人物。对于肾命亏虚的病证，薛己常以六味丸、八味丸调治阴阳水火。六味丸出自钱乙的《小儿药证直诀》，《四库全书总目提要》考证："六味丸方，本后汉张机《金匮要略》所载崔氏八味丸方，乙以小儿纯阳，无烦益火，除去肉桂、附子二味，以为幼科补剂。明薛己承其方，遂为直补真阴之圣药。"小儿为纯阳之体，阳气充沛，故钱乙去《金匮》肾气丸中"少火生气"之用的附子、肉桂，变成儿科专用的补剂。薛己在肾命理论的指导下，将六味丸变做补肾阴的方剂，并且赋予了"六味地黄丸"这一在中国脍炙人口的名称。八味丸，即六味地黄丸每料加肉桂、附子各一两，薛己以为直补真阳之用，用治命门火衰，同时还具有补火生土，益精养血，交通心肾，引火归元，蒸腾水液，急证骤补，回阳救逆等等诸多功效。六味丸、八味丸一起构成薛己治病求本，以资化源的代表性方剂。

《外科心法·八味丸治验》中记载薛己自患脾胃病，服补益脾胃方剂并加以针灸治疗不效，"几近乎殆"，幸赖同乡卢丹谷先生指点，服八味丸而愈的医案。看来薛己原本尊崇东垣脾胃学说，以升阳举陷为常治之法，但自身脾胃疾患用此不效，直到服八味丸补火助土才获效，这有可能是启迪薛己重视肾命的一个缘由。总之，薛己以温养脾肾、扶元固本为治病大法，以补中益气汤、六味丸、八味丸为常用方剂，对易水学派发展具有很大的影响，之后孙一奎、赵献可、张介宾、李中梓等承其余绪，开创了明清温补盛行的时代潮流。

　　本书以四库全书本《薛氏医案》为蓝本，参考中国中医药出版社 1999 年版《薛立斋医学全书》、江苏科学技术出版社 1985 年版《内科摘要》、人民卫生出版社 2007 年版《外科发挥》等，同时加入《薛案辨疏》等后人注释阐发薛己临证心法的著作以为羽翼。在整理过程中，以八味丸为核心，系统展开其在内外妇儿以及五官科等各科的诸多用法、施治规律、主要症状，以期为临床服务。

　　在整理研究本部书的过程中，山东中医药大学潘琳琳、王玉凤、张冰玉、刘武、周超、李明津等同学参与学术资料整理和原文核对工作，在此予以感谢！同时也再次感谢支持本项研究的诸位同仁！

编者

2021 年 8 月

目录

概
说

第一章

一、 八味丸组成和功效

八味丸即六味地黄丸每料加肉桂、附子各一两。治肾气虚寒，牙齿作痛，面色黧黑，精神憔瘦，脚膝无力，饮食少思；或痰气上升，小便频数，齿不坚固；或口舌糜烂，畏饮冷水。

治命门火衰，不能上生脾土，致脾胃虚弱，饮食少思，或食不化，日渐消瘦；及虚劳，渴欲饮水，腰重疼痛，小腹急痛，小便不利；及肾气虚寒，脐腹作痛，夜多旋溺，脚膝无力，肢体倦怠。

……

八味丸治命门火衰，不能生土，以致脾胃虚寒，饮食少思；或脐腹疼痛，或多漩溺。即前方（即六味丸）加桂附各一两。(《外科发挥·卷三·臀痈》)

其附子每日用新童便数碗，浸五六日，切作四块，再如前浸数日，以草纸包裹，将水湿纸，炮半日，去皮脐尖，切做大片。如有白星，再用火炙，以无白星为度。一两。凡用俱要照此法炮过，方宜用（方见"肺痈门"）。每服五十丸，空心盐汤下。 (《外科发挥·卷三·臀痈》)

八味地黄丸，即六味地黄丸加附子、肉桂各一两　治禀赋命门火衰，不能生土，以致脾土虚寒，或饮食少思及食而不化，腹中疼痛，夜多漩溺等症。《内经》谓：益火之源，以消阴翳。正此药也。(《保婴撮要·卷九·胃气虚寒》)

二、 八味丸加减变化举隅

加减《金匮》肾气丸 治脾胃虚，腰重脚肿，小便不利；或肚腹肿胀，四肢浮肿；或喘急痰盛，已成蛊症，其效如神。

白茯苓三两 附子五钱 川牛膝 肉桂 车前子 泽泻 山茱萸 山药 牡丹皮各一两 熟地黄四两，酒拌，杵膏

上为末，和地黄加炼蜜，丸桐子大，每服七八十丸，空心米饮下。(《疠疡机要·下卷·各症方药》)

加减八味丸 即六味丸加肉桂一两。(《女科撮要·卷下·附方并注》)

加减八味丸 治疮疡溃后及将痊，口干渴，甚则舌或生黄，及未患先渴。此肾水枯竭，不能上润，以致心火上炎，水火不能既济，故心烦躁作渴，小便频数，或白浊阴痿，饮食不多，肌肤渐消，或腿肿脚先瘦，服此以生肾水，降心火，诸证顿止。及治口舌生疮不绝。

山药一两 桂心去皮，半两 山茱萸净肉一两，酒浸，杵膏 泽泻切片，蒸，焙 白茯苓各半两 五味子炒，二两半 牡丹皮一两 熟地黄用生者，八两，酒拌，铜器蒸半日，捣膏

上为细末，入二膏，加炼蜜少许，丸梧子大。每服六七十丸，五更初，未言语前，或空心用盐汤送下。(《外科发挥·卷五·疮疡作渴》)

加减八味丸

大地黄洗，焙干，却用酒饭上蒸七次，焙干，二两 山药 山茱萸去皮取肉，焙，各一两 厚桂去皮，不见火，半两 白牡丹皮 泽泻水洗，切作块，酒熏五次，切焙 白茯苓去皮，焙，各八钱 真北五味子略炒，一两半

上为细末，炼蜜圆如梧子大。每服六十丸，五更初未言语前，用温酒或盐汤吞下。(《外科心法·卷七》)

加减八味丸 治禀赋肾阴不足，或吐泻久病，津液亏损，口干作渴，或口舌生疮，两足发热，或痰气上涌，或手足厥冷等症。即地黄丸加肉桂一两，五味子四两。(《保婴撮要·卷三·惊搐》)

　　加减八味丸　治肾水不足，虚火上炎，发热作渴，口舌生疮，或牙龈溃烂，咽喉作痛；或形体憔悴，寝汗，发热，五脏齐损。即六味丸加肉桂一两。（《内科摘要·卷之·各症方药（十二）》）

第二章

内科篇

一、肺系疾病

（一）咳嗽

司厅陈国华素阴虚，患咳嗽。以自知医，用发表化痰之剂不应，用清热化痰等药，其症愈甚。余曰：此脾肺虚也。不信，用牛黄清心丸，更加胸腹作胀，饮食少思，足三阴虚症悉见。朝用六君、桔梗、升麻、麦冬、五味补脾土，以生肺金；夕用八味丸补命门火，以生脾土，诸症渐愈。经云：不能治其虚，安问其余？此脾土虚不能生肺金，而金病复用前药，而反泻其火，吾不得而知也。

疏曰：素阴虚患咳嗽者，非肾阴虚而相火上烁肺金，即脾阴虚而燥土不能生肺金也。斯时宜养脾肾之阴，而肺得全其所养矣。奈何茕茕受侮，无恃之肺金，不急扶之培之，而反散之削之，寒凉之，不特肺更受侮，而肺之母亦受伤。肺母之家，无不受伤矣。斯时所以胸腹作胀，饮食少思，足三阴虚症悉见也。六君加味者，补肺之母也。八味丸者，补肺母之家也。即所谓隔二隔三之法也。甚矣！阴虚之人，不可发表化痰清热，而世之阴虚者，皆是世之医家发表化痰清热者，亦皆是世之病。人甘受其发表化痰清热者，无不皆是悲夫。（《薛案辨疏·卷下·脾肺亏损咳嗽痰喘等症》）

儒者张克明，咳嗽，用二陈、芩、连、枳壳，胸满气喘，侵晨吐痰，加苏子、杏仁，自出痰涎，口干作渴。余曰：侵晨吐痰，脾虚不能生肺金；涎沫自出，脾虚不能收摄；口干作渴，脾虚不能生

津液；遂用六君加炮姜、肉桂温补脾胃，更用八味丸以补土母而愈。(《内科摘要·卷之上·脾肾亏损咳嗽痰喘等症（十一）》)

表弟妇，咳嗽发热，呕吐痰涎，日夜约五六碗，喘嗽不宁，胸满燥渴，饮食不进，崩血如涌。此命门火衰，脾土虚寒，用八味丸及附子理中汤加减治之而愈。(《内科摘要·卷之上·脾肾亏损咳嗽痰喘等症（十一）》)

一男子肾气素弱，咳唾痰涎，小便赤色，服肾气丸而愈。(《外科发挥·卷四·肺痈肺痿》)

一男子常咳嗽，腿患白癜风，皮肤搔起白屑。服消风散之类，痒益甚，起赤晕，各砭出血，赤晕开胤而痒愈甚，服遇仙丹之类，成疮出水，殊类大麻风，咳嗽吐痰，面色皎白，时或痿黄。此脾肺二经虚热之症，先用五味异功散治之，虚热稍退。又用地黄清肺饮，肺气渐清。又用八珍汤、六味丸而寻愈。后又咳嗽痰喘，患处作痒，用参苏饮二剂，散其风邪，又用五味异功散加桔梗，补其肺气而痊。二年后咳嗽作渴饮水，脉洪大左尺为甚，用加减八味丸，补肾水而痊。(《疠疡机要·中卷·续治诸症》)

（二）喘证

一唾痰或作喘，若右寸脉浮缓者，肺气虚也，用六君子汤加桔梗。右寸脉洪滑者，肺经有热也，用泻白散。右寸关脉浮缓迟弱者，脾肺气虚也，用六君子汤加桔梗、黄芪。右寸关脉洪滑迟缓者，脾热传肺也，用泻白、泻黄二散。右尺脉微弱者，命门火衰而脾肺虚也，用人参理中丸，如不应，用八味地黄丸。右寸脉洪数者，心火克肺金也，用人参平肺散，如不应，用六味地黄丸。左寸关脉洪弦数者，心肝二经有热也，用柴胡清肝散，如不应，佐以牛黄清心丸，清其风热，仍用六味地黄丸，以镇阳光。左尺脉数而无力者，肾虚而水泛上也，用六味地黄丸，加五味子以滋阴。如脉微细，或手足冷，或兼喘促，急用八味地黄丸以补阳。(《疠疡机要·上卷·变症治法》)

一儒者，体肥善饮，仲秋痰喘，用二陈、芩、连益甚，加桑皮、杏仁，盗汗气促，加贝母、枳壳，不时发热。余以为脾肺虚寒，用八味丸以补土母，补中益气以补脾脏而愈。

疏曰：此案以痰喘盗汗气促，不时发热诸症论之，皆属肾虚火不归源，当用七味引火归源。今用八味、补中者，岂因服寒凉后，变现而然乎？果尔，亦只温补脾胃而已，当矣。何必用八味丸耶？其必现真火衰之色脉也。要知痰喘之时，即未服二陈等。以前原属肾经虚火不归源，又因寒凉，复伤中气并此虚炎之火，亦致扑灭矣。故先用八味丸以治其源，继用补中益气汤以治其伤也。（《薛案辨疏·卷下·脾肾亏损头眩痰气等症》）

一武职，形体丰伟，冬不围炉，不喜热饮食，行则喘促。自谓气实老痰，服碑记丸攻伐之，诊其脉洪数，重按全无。余曰：命门火衰，脾肺虚寒。与八味丸一服，痰喘稍止，数服痊愈。遂要亲火，喜热饮食，盖碑记丸出处西域，外方人所制者。经云西域水土刚强，其民不衣而荐，华色而脂肥，故邪不能伤其形体，其病于内，其治宜毒药。由此观之，恐不可概用也。

疏曰：凡病上盛者，下必虚；下盛者，上不足，真为妙论！此盖言先后天本源之虚也。如下见脱滑等症，皆从上之脾肺虚，故只补上之脾肺，而下症自愈。上见喘促诸症，皆从下之水火虚，故只补下之水火，而上症自愈也。余谓先天之本元皆在于肾。如水泛为痰，病属下虚，是宜补肾，而失运之痰，病属上虚，虽当补脾肺，然未始不当继以补肾也。总之先天祖气，人所当重，惟是先天祖气之病，每多上下颠倒，真假难辨耳。由是而论，则外盛者，内必虚，内虚者，当补其脾肺，更当补其肝肾。补肝肾者，当补其火。何也？夫脾虚者，不能现外盛之症，惟肾虚者，多变幻莫测耳。水虚者，亦多不能现外盛之候，惟火虚者，更多变幻莫测耳。此案外盛而兼内盛，大都火虚者为多，况脉之洪数，重按全无，岂非火虚之明验乎？故只用八味丸而愈。但余尝疑虚火离根，下寒上热之症，则外现假热，而有假热之脉。兹以命门火衰，且又曰脾肺虚寒，则内外皆冰矣，上下皆冰矣，何得复有假热外现而复有假热之脉乎？所谓寒极反见热，化水极而反见化火者乎。（《薛案辨疏·卷下·脾肾亏损头眩痰气等症》）

一儒者，体肥善饮，仲秋痰喘，用二陈、芩、连益甚，加桑皮、杏仁，盗汗气促，加贝母、枳壳，不时发热，余以为脾肺虚寒，用八味以补土母，补中以接中气愈。

疏曰：此案不宜载暑门中，岂以体肥善饮之故，中多湿热也。即此诸症而论，亦非必属虚寒，但以屡服寒凉之品，而如发热，故断以虚寒耳。然既曰脾肺虚寒，则当先用补中，然后用八味以补其母，今因痰喘气促，不宜先用升提，故先用八味以纳气生根，然后以补中接其中气，此治法有序。（《薛案辨疏·卷下·脾胃亏损暑湿所伤等症》）

（三）气短

都宪孟有涯，气短痰晕，服辛香之剂，痰盛遗尿，两尺浮大，按之如无。余以为肾家不能纳气归源，香燥致甚耳，用八味丸料三剂而愈。

疏曰：此案与前案相仿，但前无痰晕，此无足跟痛，前曰小便赤涩，此曰遗尿。前脉按之而涩，此曰按之如无，为不同也，然皆属肾虚症。而前用六味以补肾水，此用八味以补肾火，不相同何也？盖小便赤涩，足跟作痛，按之而涩之脉是肾水虚；痰晕遗尿，按之如无之脉，是肾火虚。辨症察脉，纤悉如是。一医云：晕症非一，治法其多。丹溪曰：无痰不作晕，是火动其痰而上也。刘河间曰：风气甚而头目眩晕，是肝风动而火上炎。此二者世之所知也，而不知有气虚而晕，有血虚而晕，有肾虚而晕。盖气虚者，阳气衰乏，则清阳不能上升，经曰上气不足，头为之苦眩是也。血虚者，吐衄崩漏，产后脱血则虚火易于上炎，而眼生黑花。经曰肝虚则目䀮䀮，无所见是也。肾虚者，房劳过度，则肾气不归源而逆奔于上。经曰徇蒙招尤，上实下虚，过在足少阴巨阳，又云髓海不足，目为之眩是也。故知晕眩一症，不特风、火、痰为之也，亦不特肾气虚为之也。虚实之间，所当细心分析加察，不可执一误治为要。（《薛案辨疏·卷下·脾肾亏损头眩痰气等症》）

（四）痰证

金宪高如斋，素唾痰，服下痰药，痰祛甚多，大便秘结，小便频数，头眩眼花，尺脉浮大，按之如无。余谓肾家不能纳气归源，前药复耗金水而甚，用加减八味丸料，煎服而愈。

疏曰：此案与前案大略相同，而细微实异。前案云导吐之后，大便燥结，用六味丸。此案云下痰甚多，大便秘结，用加减八味丸。前案云尺脉浮大，按之则涩，用六味丸。此案云尺脉浮大，按之如无，用加减八味丸。盖按之则涩为阴虚，不可热药；按之如无为阳虚，方可用热药也。然秘结较之燥结，其结更甚，且有小便频数，而用桂似所不宜，不知尺脉按之如无，则其大便秘结，小便频数，岂实火之所为哉？此膀胱不能气化之故也。夫气化则能出焉，虽指小便言，而大便之虚而不出者，独不关于气化者乎？（《薛案辨疏·卷下·脾肾亏损头眩痰气等症》）

（五）发热

一发热在午前，脉数而有力者，气分热也，用清心莲子饮；脉数而无力者，阳气虚也，用补中益气汤。午后脉数而有力者，血分热也，用四物汤加牡丹皮；脉数而无力者，阴血虚也，用四物汤加参、术。热从两胁起者，肝虚也，用四物汤加参、术、黄芪。从脐下起者，肾虚也，用四物汤加参、术、黄柏、知母、五味、麦门、肉桂，或六味丸。其热昼见夜伏，夜见昼止，或去来无定时，或起作无定处，或从脚起者，此无根虚火也，须用加减八味丸及十全大补汤，加麦门、五味，更以附子末唾津调搽涌泉穴。若形体恶寒，喜热饮食者，阳气虚寒也，急用八味丸。（《疠疡机要·上卷·兼症治法》）

一发热作渴，若右寸关脉浮大而无力者，脾肺之气虚也，用补中益气汤。数而有力者，脾肺之气热也，用竹叶石膏汤。寸脉微数而无力者，肺气虚热也，用竹叶黄芪汤。寸脉微细或微数而无力者，命门火衰也，用八味地黄丸。左寸关脉数而有力者，心肝之气热也，用柴胡栀子散；数而无力者，心肝之气虚也，用六味地黄丸。尺脉数而无力者，肾经虚火也，用加减八味丸。大凡疮愈后口渴，或先渴而患疮，或口舌生疮，或咽喉肿痛，或唇裂舌黄，目赤痰涎上涌者，皆败症也，非此丸不能救。（《疠疡机要·上卷·变症治法》）

二、脾胃系疾病

（一）泄泻

一泄泻在五更或侵晨，乃脾肾虚，五更服四神丸，日间服白术散。或不应，或愈而复作，急用八味丸，补命门火，以生脾土，其泻自止。(《疬疡机要·上卷·变症治法》)

进士刘华甫，停食腹痛，泻黄吐痰。服二陈、山栀、黄连、枳实之类，其症益甚。左关弦紧，右关弦长，乃肝木克脾土，用六君加木香治之而愈。若食已消，而泄未已，宜用异功散以补脾胃，如不应，用补中益气升发阳气。凡泄利黄色，脾土亏损，真气下陷，必用前汤加木香、肉蔻温补，如不应，当补其母，用八味丸。(《薛案辨疏·脾胃亏损停食泄泻等症》)

沈大尹，每五更泄泻，余以为肾泄，用五味子散数剂而愈。后不慎起居，不节饮食，其泻复作，日夜无度，畏寒，饮食且难消化，肥体日瘦，余曰：乃变火衰之症也。遂与八味丸，泻止食进。

疏曰：五更泄泻，原属肾火衰症，故当用二神、四神治之。虽然亦有属肾水虚者，更有属肝木乘脾土者，须以脉症参之。至后变火衰之症，用八味丸，泻止食进，是属肾阴虚而火衰者宜之。若肾阳虚而火衰者，宜用二神、四神，若用八味，所谓生柴湿炭，不能发火，徒滋其湿也。而能辨之，只在燥湿之分耳。(《薛案辨疏·卷上·脾胃亏损停食泄泻等症》)

一儒者，季夏患泄泻，腹中作痛，饮食无味，肢体倦怠。余用补中益气汤、八味丸，月余而痊。后彼云：每秋时必患痢，今则无患何也？余曰：此闭藏之令，不远房帏，妄泄真阳而然。前药善能补真火，火能生脾土，气旺而患免矣。

疏曰：夏季长夏也，正为土旺之时，当其旺时而患泄泻之症，其土之虚也可知。土既虚，木必克之，斯腹中作痛之所由来也。故既用补中益气以升提之，使必克土者不克。复用八味丸以温补之，使不生者必生。则土既去其仇更得所助，无怪每秋患痢之症愈也。然余因有所悟焉，每秋患痢，世人皆谓有宿积于肠胃之隐僻处，故至其时而发，当用逐攻之药，以蜡匮服之。不知原有出于闭藏之令，不远房帏，妄泄真阳而然耶。其所用药，亦以补中、八味治之，岂必以攻逐去积为主治哉。(《薛案辨疏·卷上·脾胃亏损停食泄泻等症》)

(二) 腹胀腹痛

一肚腹肿胀，若朝宽暮急，属阴虚；暮宽朝急，属阳虚；朝暮皆急，阴阳俱虚也。阳虚者，朝用六君子汤，夕用加减肾气丸。阴虚者，朝用四物汤加参、术，夕用加减肾气丸。真阳虚者，朝用八味地黄丸，夕用补中益气汤。若肚腹痞满，肢体肿胀，手足并冷，饮食难化，或大便泄泻，口吸气冷者，此真阳衰败，脾肺肾虚寒不能司摄，而水泛行也，急用加减肾气丸，否则不救也。(《疬疡机要·上卷·变症治法》)

罗给事，小腹急痛，大便欲去不去，此脾肾气虚而下陷也。用补中益气送八味丸，二剂而愈。此等症多因痢药致损元气，肢体肿胀而死者，不可枚举。(《薛案辨疏·卷上·脾胃亏损停食痢疾等症》)

州判蒋大用，形体魁伟，中满吐痰，劳则头晕，指麻，所服皆清痰理气。余曰：中满者，脾气虚也；痰盛者，脾虚不能运也；头晕者，脾气虚不能升也；指麻者，脾气虚不能周也。遂以补中益气加茯苓、半夏以补脾土，以八味丸以补土母而愈。后惑于《乾坤生意方》)云：凡人手指麻软，三年后有中风之疾，可服搜风、天麻二丸，以预防之，遂朝饵暮服，以致大便不禁，饮食不进而亡。愚谓预防之理，当养气血，节饮食，戒七情，远帏幕可也，若服前丸，适所以招风取中。

疏曰：形体魁伟者，其中多虚；不任劳者，其气多弱；何以复进清痰理气以重伤之乎？夫中满吐痰，头晕诸症，未始不可治以清痰理气也，而独不问劳则云云乎？盖劳则伤脾，亦复伤肾，此补中、八味所以并用也。至于八味之用，虽有虚则补母之法，然亦有可用不可用之分，土虚而水中无火者则可，土虚而水中有火者不可也。此案虽不见有无火症，而或有无火脉为据乎？若然则痰盛者，是谓水犯之痰；头晕者，是谓无根之火也；若夫手指麻软，当预防中风者，盖风淫末疾之意，独不知手指属于脾，而麻软属于气虚不能充乎。搜风、天麻为北方风气刚劲者设耳，大江以南，非所宜也。但能使中土元气日生，不必防风，风自无从中矣。（《薛案辨疏·卷上·元气亏损内伤外感等症》）

（三）厌食

儒者费怀德，发热，口舌状如无皮，用寒凉降火药，面赤发热，作呕少食，痰涎自出，此脾胃复伤虚寒而作也。用附子理中汤，以温补脾胃，用八味丸补命门火，乃愈。（《口齿类要·口疮二》）

一男子，素不慎调摄，吐痰口燥，饮食不甘。服化痰行气之剂，胸满腹胀，痰涎愈盛，服消导理气之剂，肚腹膨胀，二便不利；服分气利水之剂，腹大胁痛，眠卧不得；服破血消导之剂，两足皆肿，脉浮大不及于寸口，朝用《金匮》加减肾气丸，夕用补中益气汤煎送前丸，月余诸症渐退，饮食渐进。再用八味丸、补中汤月余，自能转侧，又两月而能步履，恪服大补汤、还少丹半载而康。后稍失调理，其肚复胀，服前药即痊。（《薛案辨疏·卷下·脾肾亏损小便不利肚腹膨胀等症》）

（四）吞酸嗳腐

一妇人饮食无过碗许，非大便不实，必吞酸嗳腐。或用二陈、黄连，更加内热作呕。余谓东垣先生云：邪热不杀谷，此脾胃虚弱，末传寒中，以六君子加炮姜、木香数剂，胃气渐复，饮食渐进，又以补中益气加炮姜、木香、茯苓、半夏数剂痊愈。后因怒，饮食顿少，元气顿怯，更加发热，诚似实火，脉洪大而虚，两尺如无，用补中益气、八味丸两月余，诸症悉愈。

疏曰：此案初症，原属肝木乘脾土之郁火症，斯时宜用茱、连、逍遥散为是，奈何用二陈、黄连之寒凉削伐，致使脾胃更虚，而有内热作呕之变？然内热作呕，亦未始非郁火之验，但从寒凉削伐中来，故直断以末传寒中，而非邪热不杀谷之症乎？先六君而后补中者，盖脾胃既以虚寒而作呕，则元气有断脱之意，未敢骤升，故先温中以生其根，又加姜、半为止寒呕要药，俟胃气复，寒呕止，然后又用补中益气加味，以温升其元气，而元气充足，无下陷之虞，此进药次序之妙也。至于后因怒而饮食顿少，元气顿怯，更加发热者，在症固宜于补中，然以两尺如无之脉，此无根之脉也，最忌升提，正恐其有脱之患，何以仍用补中耶？我因知用补中汤以下八味丸耳。补中，所以治症；八味，所以治脉，合而进之，则元气顿怯者，不因八味之沉降而更怯，两尺如无者，不因补中之升提而更无。此进药兼全之妙也。不然，何可先升后降耶？脉洪大而两尺如无者，尚可兼用升提，若微细而两尺如无者，升提并不可兼用，况敢独用乎？（《薛案辨疏·卷上·命门火衰不能生土等症》）

一男子素弱，恶寒食，虽热食亦少，作胀吞酸，日消瘦。服参、苓等药，及灸脾俞等穴，不应。余以八味丸治之，并愈。此亦真气不足，不能生土，虚火上炎之证也。（《外科心法·卷三·疮疡里虚去后似痢》）

张甫，北京人，年逾三十，素怯弱，不能食冷，臂患一毒，脉虚弱。予以托里药治之而消，但饮食少思，或作闷，或吞酸，日渐羸瘦，参、苓等药不应，右尺脉弱。此命门火衰，不能生土。遂以八味丸补土之源，饮食渐进而愈。

予尝病脾胃，服补剂及针灸脾俞等穴不应，几殆。吾乡卢丹谷先生，令予服八味丸，饮食果进，三料而平。（《外科心法·卷六·八味丸治验》）

（五）脾胃虚寒

一男子，食少胸满，手足逆冷，饮食畏寒，发热吐痰，时欲作呕，自用清气化痰及二陈、枳实之类，胸腹膨胀，呕吐痰食，小便淋沥；又用四物、芩、连、柏、知母、车前，小便不利，诸病益甚。余曰：此脾胃虚寒，无火之症，故食入不消而反出。遂用八味丸补火以生土，用补中益气加姜、桂，培养中宫，生发阳气，寻愈。

疏曰：此案初症即属脾胃虚寒，即当以补中益气加干姜以治之。或曰：此初症似肝脾郁火，当用加味逍遥为是。余曰不然，诸症皆相似而作呕有辨。若郁火作呕，必多作酸苦，今不曰酸苦，则属脾胃虚寒也明矣。盖手足厥冷，饮食畏寒之症，非寒则热，非热则寒。寒者真病所现，热者反见之化。今既不是反见之化，即是真病所现耳。至于服伐脾之药而诸症变剧，理所宜然。以及小便淋沥何也？盖中气不足，小便因而失常，是二陈、枳实之伐其脾故也。又服寒肾之药，而诸症益甚，势所必然。以使小便不利何也？盖膀胱者，州都之官，气化则能出焉，是四物、芩、连、柏之寒其肾故也。是当曰此脾肾虚寒无火之症，何以云脾胃耶？盖以食入不消而反出，为脾胃虚寒无火也明矣。然虽以食入不消而反出，为脾胃虚寒无火之验，而用药则先八味以补肾火，岂非温肾以及于膀胱，以气化其小便而能使之出者乎？盖此证以小便不利为急，故先八味以气化为主，若第云补火以生土，曷不先用补中益气加姜、桂，以培养中官之本脏不及，然后补本脏之母乎？此温补脾胃虚寒之法也。今先八味而后补中者，允属脾胃虚寒症。而先生只云脾胃者，盖初症只是脾胃虚寒，因误投寒肾之药而复现肾经无火之症，故曰脾胃虚寒无火，无火重矣，故先八味。（《薛案辨疏·卷上·脾胃虚寒阳气脱陷等症》）

一儒者，虽盛暑喜燃火，四肢常欲沸汤渍之，面赤吐痰，一似实火，吐甚宿食亦出，惟食椒、姜之物方快。余曰：食入反出乃脾胃虚寒，用八味丸及十全大补加炮姜渐愈，不月平复也。

疏曰：盛暑燃火，四肢渍沸，望而知其为脾胃虚寒，而况食椒、姜物方快乎。独面赤吐痰，吐甚宿食亦出之症，此亦有阳明火亢者，亦有肝脾火郁者，似难概以虚寒论，且前症亦有火极似水之假象，火郁喜辛之暂开者乎。虽然必有可据者也，盖阳明火亢者，所吐之物必臭秽，或声厉，或发渴，脉必洪长而数；肝脾火郁者，所吐之物，必酸苦，或胸闷，或吐后反快，脉必细数而涩。今此案大都所吐之物，不臭秽，不酸苦，其声低而不渴，其声怯而不快，其脉必浮大而微或迟细而虚，是可辨也。非独以食入反出，即断为脾胃虚寒耳。然即以脾胃虚寒论，似亦当先用补中益气加姜、桂，而后继以八味丸，何以此案即用八味丸耶？盖虚寒之症，而至面赤吐痰者，似有火衰戴阳之意，似有龙雷上窜之意，此皆不当升提而用导引者也。故虽曰脾肾虚寒而即用八味，然脾胃之虚寒，未能同

愈，又用十全大补加炮姜双补脾肾，非法之纯，而无弊者乎。（《薛案辨疏·卷上·命门火衰不能生土等症》）

罗工部，仲夏腹恶寒而外恶热，鼻吸气而腹觉冷，体畏风而恶寒，脉大而虚微，每次进热粥瓯许，必兼食生姜瓯汗，若粥离火食，腹内即冷。余曰：热之不热是无火也。当用八味丸壮火之源，以消阴翳，彼反服四物、玄参之类而殁。

疏曰：此案症属虚寒明甚。何反服四物、元参寒凉之剂耶？岂以仲夏而然乎？岂以外恶热而然乎？脉之大而然乎？独不顾寒症种种，不一而足。至于进粥不可离火，必兼食姜瓯许，非虚寒所彰著者乎？然此虚寒也，明理人论治必用参、术、姜、桂等温补脾胃之气而已，今用粥必兼食姜，每次必瓯许，以此大辛热之物，食之久且多，虚或未回，其寒必退而热必至，何至略无少减耶？要知姜能入脾胃，脾胃既能受热，而热不至，即温补之亦必无益，不得不转而问诸火源。夫火之源不至脾胃，而在于肾水之中，所谓先天命门真火是也，凡寒症而用诸热药而不热者，是无真火故耳，欲补其火，须向肾水中补之。此八味丸所以用六味补水之剂，加桂、附之品则后天之土直从先天之火而生矣。（《薛案辨疏·卷上·命门火衰不能生土等症》）

一儒者善饮，便滑溺涩，食减胸满，腿足渐肿，症属脾肾虚寒。用加减《金匮》肾气丸，食进肿消，更用八味丸，胃强脾健而愈。

疏曰：以善饮之人患此诸症，未始非湿热所为，便滑、溺涩、腿肿，湿热下流者有之，何以知其为脾肾虚寒耶？意其人必脉微面惨，体倦神疲，足冷畏寒，食少倦卧者也。此善饮之湿热，所以不化者，良由脾土之虚而不能运也。脾土虚，至于溺涩、腿肿，良由肾火之衰而不能气化也。斯时徒从脾经升补无益，故必用肾气丸与八味丸以益火生土，则肾得气化，而脾得运行，斯湿热得去矣。夫肾气丸治火虚水肿之方，八味丸治肾虚火衰之方，未尝可治酒客湿热症之方。不知治病，但论本源，初不可以善饮之故而谓其不宜于温热之药也。（《薛案辨疏·卷上·脾胃亏损停食泄泻等症》）

一儒者，素勤苦，吐血发痉，不知人事。余以为脾胃虚损，用十全及加减八味而痉愈，再用归脾而血止。

疏曰：痉症多发于亡阳或吐血之症，或病后气血两虚者，要不外于肝木之象也。此案在勤苦吐血所致，则宜补血为先，而用十全、八味温补脾肾之方者，必有大虚大寒脉症现耳。且既云脾胃亏损而治兼及肾者，盖吐血属脾胃土虚，寒不能统摄，而脾胃土之虚寒又属命门火衰，不能生土故也。虽现肝木之象，土已伤损，无暇治肝木矣，至痉愈后而仍用归脾，此是勤苦吐血之方也。论血症未止，而用桂、附，非灼见有虚寒者不可也。（《薛案辨疏·卷下·脾肺肾亏损遗精白浊吐血便血等症》）

东垣先生云：胃中元气盛，能食而不伤，过时而不饥。脾胃俱旺，则能食而肥也。脾胃俱虚，则不能食而瘦，或少食而肥，虽肥而四肢不举，盖脾实而邪气盛也。又有善食而瘦者，胃伏火邪于气分也，则能食，脾虚则肌肉削，即食㑊也。然疮口不合，脓水清稀，气血俱虚也。饮食少而难化，脾胃虚寒也。肌肉瘦弱，面色萎黄，胆气不行也。非参、芪、归、术之类不能补，非附子不能助其功。今饮食进少，且难消化，属脾胃虚寒。盖脾胃属土，乃命门火虚不能生土而然。不宜直补脾胃，当服八味丸，补火以生土也。（《外科心法·卷三·疮疡里虚去后似痢》）

（六）脱肛

脱肛属大肠气血虚而兼湿热。有久痢气血俱虚而脱者，有中气虚而脱者，有因肾虚而脱者。湿热者，升阳除湿汤。血热者，四物加条芩、槐花。血虚者，四物加白术、茯苓。兼痔而痛者，四物加槐花、黄连、升麻。久痢者，补中益气汤加酒炒芍药。中气虚陷者，前汤加半夏、炮姜、茯苓、五味。肾虚者，六味丸。虚寒者，八味丸。肺与大肠为表里，肛者，大肠之门，肺实热则秘结，肺虚寒则脱出，肾主大便，故肾虚者多患此症。

夫脱肛者，大肠之候也。大肠虚寒，其气下陷，则肛门翻出。或因产努力，其肛亦然也。

愚按：虚寒，用八味丸。（《外科枢要·卷三·论脱肛》）

三、肾系疾病

（一）小便不利、淋证

一小便不利，若不渴而不利者，热在下焦血分也，用滋肾丸。渴而不利者，热在上焦气分也，用清肺散。肾经阴虚而不利者，用六味地黄丸。热结膀胱而不利者，用五淋散。元气虚而不能输化者，用补中益气汤。脾肺之气燥而不能化生者，用黄芩清肺饮。若转筋、便闭、气喘，不问男女孕妇，急用八味丸，缓则不救。（《疡疡机要·上卷·变症治法》）

大司徒许函谷，在南银台时，因劳发热，小便自遗，或时不利。余作肝火阴挺，不能约制，午前用补中益气加山药、黄柏、知母，午后服地黄丸。月余，诸症悉退。此症若服燥剂，而频数或不利，用四物、麦冬、五味、甘草；若数而黄，用四物加山茱、黄柏、知母、五味、麦冬；若肺虚而短少，用补中益气加山药、麦冬；若阴挺痿痹而频数，用地黄丸；若热结膀胱而不利，用五苓散；若脾肺燥不能生化，用黄芩清肺饮；若膀胱阴虚，阳无以生而淋沥，用滋肾丸；若膀胱阳虚，阴无以化而淋涩，用六味丸；若转筋小便不通，或喘急欲死，不问男女孕妇，急用八味丸，缓则不救；若老人阴痿思色，精不出而内败，小便道涩痛如淋，用加减八味丸料加车前、牛膝；若老人精已短竭，而复耗之，大小便道牵痛，愈痛愈欲便，愈便则愈痛，亦治以前药，不应，急加附子；若喘嗽吐痰，腿足冷肿，腰骨大痛，面目浮肿，太阳作痛，亦治以前药；若愈痛而小便仍涩，宜用加减八味丸，以缓治之。（《薛案辨疏·卷下·脾肺肾亏损小便自遗淋涩等症》）

疏曰：前案云：若膀胱阴虚，阳无以生而淋沥用六味丸，似乎阴虚阳虚大相径庭，而此案云肾经阳虚热燥，阴无以化，用六味、滋肾二丸，何阴阳之不分耶？何用药合一耶？何既曰膀胱又曰肾经耶？何既曰阳虚又曰热燥耶？足以见阳虚即是阴虚，膀胱即是肾经，总之此症原属肾经阴虚不能气化之故，非阳虚也。若果阳虚，当用八味丸、《金匮》肾气丸主之，六味丸何能治之也？但肾火盛者，即是阴虚阳无以生，用滋肾丸；肾水虚者，即是阳虚阴无以化，用六味丸。此案是肾水既虚，而肾火复旺，故曰阳虚热燥，阴无以化，合用六味、滋肾二丸也。(《薛案辨疏·卷下·脾肺肾亏损小便自遗淋涩等症》)

一儒者，发热无时，饮水不绝，每登厕小便涩痛，大便牵痛，此精竭复耗所致。用六味丸加五味子及补中益气。喜其谨守得愈。若肢体畏寒，喜热饮食，用八味丸。(《薛案辨疏·卷下·脾肺肾亏损小便自遗淋涩等症》)

(二) 肾经虚火

一男子内臁作痒，色黯，搔起白皮，各砭刺出血，其痒益甚，更起赤晕，延及外臁，津淫不已。服祛风之药，肢体亦然，作渴引饮。左尺脉洪大，数而无力。余谓此肾经虚火复伤其血，火益甚而患耳。先以八珍汤加五味子、牡丹皮，三十余剂，诸症渐愈，乃佐以加减八味丸百余剂而痊。(《疠疡机要·中卷·续治诸症》)

钦天薛天契，年逾六旬，两臁脓水淋漓，发热吐痰，数年不愈，属脏腑风症，用四生散而痊。年余复作，延及遍体，日晡益甚，痰渴盗汗，唇舌生疮，两目皆赤。此肾经虚火，用加减八味丸，诸症悉愈。三年后小便淋沥，茎道涩痛。此阴已痿，思色而精内败也，用前丸及补中益气汤加麦门、五味而愈。(《疠疡机要·上卷·类症治验》)

大尹沈用之，不时发热，日饮冰水数碗，寒药二剂，热渴益甚，形体日瘦，尺脉洪大而数，时或无力。王太仆曰：热之不热，责其无火；寒之不寒，责其无水。又曰：倏热往来，是无火也，时作时止，是无水也。法当补肾，用加减八味丸，不月而愈。

疏曰：倏热往来，是无时而作也；时作时止，是有时而作也。此案不时发热，即倏热往来也，正是无火之症，当用八味丸益火之源以消阴翳者也。而日饮冰水二碗，寒药二剂，热渴益甚，此即寒之不寒，责其无水之症，当用六味丸壮水之主以制阳光者也。是一人之身，既属无火，而又属无水矣，而孰知其不然也。试观先生用药，不曰补火，不曰补水，而曰补肾。不曰用八味丸，不曰用六味丸，而曰用加减八味丸。是非无火无水之症，而实肾虚，火不归经之症也。夫肾虚而火不归经者，以言乎无火，则火但不归经耳，未尝是绝然无火之寒症。以言乎无水，则水但不能制其上越之热，未尝是绝然无水之热症。故用加减八味丸以引火归源而已。盖龙雷之火飞越上升，时隐时现，故为之不时发热也。销铄肺胃，故为之日饮冰水也。尺脉洪大而数，火未尝无也，时或无力，火未尝有也，或有或无，正火之不归经。处而后知先生察脉审症处方之妙，不越乎古人之模范，亦有不囿乎古人之模范者也。（《薛案辨疏·卷上·肾虚火不归经发热等症》）

顾大有父，年七十有九，岁仲冬，将出少妾入房，致头痛发热，眩晕喘急，痰涎壅盛，小便频数，口干引饮，遍舌生刺，囊缩敛如荔枝，下唇黑裂，面目俱赤，烦躁不寐，或时喉间如灶火上冲，急饮凉茶少解，已濒于死。脉洪大而无伦且有力，扪其身烙手。此肾经虚火游行于外，投以十全大补加萸肉、泽泻、丹皮、山药、麦冬、北五味，又附子一钟。熟寐良久，脉症各减三四，再与八味丸服之，诸症悉退，后畏冷物而痊。

疏曰：此案宛似伤寒传里实邪症。合其时考之，又伤寒也，以其脉考之，又伤寒也，而孰知其为肾经虚火游行于外之症乎？故凡病势忽然暴烈，脉气异于寻常，即当求本而治。若果系伤寒传里，当必从太阳、阳明、少阳，诸表症尽而后传变入来。今不言诸表证，而但云将出少妾入房所致，岂非病在肾经虚火游行乎？然以肾经虚火游行而论，当即以七味丸引火归源之法，治之何以先用十全大补加味耶？独不虑火未归源，而参、芪、术、甘补住上焦游行之火，致痰涎壅在于肺，以成窒逆之患，而愈增喘急乎？不知年登七十九岁，气已虚矣，入房即病，阳已脱矣，则阴阳气血无不虚脱，故用此汤齐补之。俟脉症稍减三四，使阴阳气血已定，后用八味丸以治其本源。其不用七味及加减八味者，以七十九之老人入房，即病暴脱，真火已衰，不特火不归经而已。（《薛案辨疏·卷上·肾虚火不归经发热等症》）

（三）房劳伤肾

一男子素不慎房劳，其发渐落，或发热恶寒，或吐痰头晕，或口干作渴，或小便如淋，两足发热，或冷至胫，属足三阴亏损而阴火内炽。朝用十全大补汤，夕用加减八味丸，诸症退而发渐生。后两腿腕患紫癜风，延于两股作痒，各砭出血，痒处日甚，服消风等药，患处微肿，延及上体，两眼昏涩。余谓肾脏风，先用四生散四服，后用易老祛风丸月余，用地黄丸两月余而痊。后饮食起居失宜，肢体色赤，服二丸随愈。（《疠疡机要·中卷·续治诸证》）

州同韩用之，年四十六岁，时仲夏，色欲过度，烦热作渴，饮水不绝，小便淋沥，大便秘结，唾痰如涌，面目俱赤，满舌生刺，两唇燥裂，遍身发热，或时如芒刺而无定处，两足心如烙，以冰折之作痛，脉洪大而无伦。此肾阴虚，阳无所附而发于外，非火也。盖大热而甚寒之，不寒是无水也，当峻补其阴。遂以加减八味丸料一斤，内肉桂一两，以水顿煎，六碗冰冷与饮，半晌已用大半，睡觉而食温粥一碗已，睡至晚，乃以前药温饮一碗，复睡至晓，食热粥二碗，诸症悉退。翌日畏寒，足冷至膝，诸症仍至，或以为伤寒。余曰：非也，大寒而甚，热之不热，是无火也，阳气亦虚矣，急以八味丸一剂，服之稍缓，四剂诸症复退，大便至十三日不通，以猪胆导之，诸症复作，急用十全大补汤数剂方应。

疏曰：此症大概亦当用十全大补汤，如前顾大有者之加法与之，何以只用加减八味丸料耶？岂以大便秘结之故，不敢用补气之品乎？然前曰肾经虚火游行于外，此曰肾阴虚阳无所附而发于外，其症不甚相远，而治法则前既用参、芪、术补气之药，复用附子补火之药，而此既不用参、芪、术，复减去附子，大相径庭，何也？曰前是火虚，此是水虚也。盖前云口干引饮，又曰急饮凉茶少解，是口虽干而所饮不多，且不曰饮水，而曰凉茶，岂非虚火之验乎？此云作渴饮水不绝，是渴也，甚于干也，饮水也甚于凉茶也，不绝也，甚于少解也，以此而论，岂非水虚之验乎？况大便秘结者，又属水虚也无疑。水虚而阳无所附，只宜引火归源而已，不必补火也。故用肉桂不用附子，只宜补肾壮水而已，不必补气也，故用加减八味而不用十全大补。故知辨症之法，只在毫厘之间也，而壮水引火之后，翌日复现无火症。一人一病，何顷刻变易若是乎？要知无水与无火，截然两途，而虚火游行与阳无所附，其理原同一致。如无水者，内外皆热症也，法当壮水；无火者，内外皆寒症也，法当益火。若虚火游行与阳无所附者，皆是肾经水火两虚，外热内寒症也。法当引火归源，非偏于补水，偏于补火者也。然外热内寒症即内外皆寒症，故引火之后，外热虽除，内寒未后，所以诸症仍至，不得不用益火之剂。由是而知，引火之法，即益火之法，皆从八味加减而已，但有轻重之分，在用附子不用附子之间，初无异方也。至于大便十三日不通，可以通矣。今通之，只用外法，又在大补水火之后，似无他虑，其如一通之后，诸症复作，甚矣！大便之不可轻导也，大便通后而诸症复作者，是后天之气血益虚矣，故不得不复用两补气血之剂。由是而知，水与火恒相倚，先后天恒相关也，而审症用药，恒相顾也。此案凡三变，然一则曰诸症仍至，再则曰诸症复作，是病变而症不变也。用药之法，初则壮水，因大便秘结；再则益水火，因足冷过膝也；终则气血两补，因大便强通也，然则水火同补之意，始终不变也。（《薛案辨疏·卷上·肾虚火不归经发热等症》）

举人陈履贤，色欲过度，丁酉孟冬，发热无时，饮水不绝，遗精不止，小便淋沥，或用四物、芩、连之类，前症益甚；更加痰涎上涌，口舌生疮，服二陈、黄柏、知母之类，胸膈不利，饮食少思；更加枳壳、香附，肚腹作胀，大便不实，脉浮大，按之微细。余朝用四君为主，佐以熟地黄、当归，夕用加减八味丸，更加附子，唾津调搽涌泉穴，渐愈后，用十全大补汤。其大便不通，小腹作胀，此直肠干涩，令猪胆导通之。形体殊倦，痰热顿增，急用独参汤而安，再用前药而愈。但劳发热无时，其脉浮洪，余谓其当慎起居，否则难治。以余言为迂，至乙巳夏复作，乃服四物、黄柏、知母而殁。

疏曰：此案与上案二顾大局相仿，亦当用十全大补合八味丸。药则同，所不同者，惟芪、附、芍、芎耳。余细察其症之异同处，二顾无胸膈不利，饮食少思及肚腹作胀，大便不实诸症。此当补脾气为主，而补阴滋肾之品，所在禁忌。故虽因色欲过度而来，不得不兼用补阴而以四君为主，归、地为佐，岂非重在补脾气乎？然毕竟发热无时，种种诸症，皆肾虚火不归经所致，故夕仍用加减八味也。但欲如二顾合用之法，则于脾气有窒塞滑润之患，不若即此合用之方而分进之，则既不碍于脾气，复不缺于补阴。然终不用芪、芎、芍及附子者，黄芪非胀满所宜，附子非水虚可用，川芎不利于上炎，白芍有碍于食少故也。盖色欲过度者，属水虚，而入房即病者，多属火虚，故前二顾者，皆入房即病，是以即用附子。此案及韩用之，皆色欲过度，是以不用附子者，从此可见也。更以附子唾津调搽涌泉穴者，亦引火归源之意也，可谓善于权行者矣。（《薛案辨疏·卷上·肾虚火不归经发热等症》）

廷评曲汝为，食后入房，翌午腹痛，去后似痢非痢，次日下皆脓血，烦热作渴，神思昏倦，用四神丸一服顿减，又用八味丸料加五味、吴茱、骨脂、肉蔻二剂痊愈。

疏曰：此案虽云入房之后即得，是症宜从阴寒治，以补真火为主，然尽有水虚火旺者，当补水制火，而况烦热作渴，神思昏愦，未必非火旺之故。今即用四神、八味，治之而愈者，其必有色脉可据也。然余为入房之后，肾固虚矣。而脓血之积，其来必久，特因入房后动之而发耳。自当先去旧积，后补新虚，何以即用大补大热之剂，全不顾积之有无也？殊不知虚而至于火衰微矣，何暇更问其积？若非火衰，自当详审细察而后用之，岂可孟浪乎。（《薛案辨疏·卷上·脾胃亏损停食痢疾等症》）

（四）脾肾两虚

锦衣杨永奥，形体丰厚，筋骨软痛，痰盛作渴，喜饮冷水，或用愈风汤、天麻丸等，痰热益甚，服牛黄清心丸，更加肢体麻痹。余以为脾肾俱虚，用补中益气汤、加减八味丸，三月余而痊。以后连生七子，寿逾七旬。《外科精要》云：凡人久服加减八味丸，必肥健而多子，信哉！

疏曰：夫喜饮冷水者，阳明胃经实热症也。若果实热，则筋骨软痛者，当是阳明主筋骨，因实热在阳明，不能约束筋骨而利机关故也。痰盛口渴者，当是阳明主津液，因实热在阳明，不生津液而多凝结故也者。然亦当用清阳明实热之药，而何须愈风、天麻、牛黄清心之类服之？而痰热益盛，风能耗血并耗其肾也。肢体痹，寒能损胃并损其脾也。无论非阳明之实热，即果热也，而耗损之下，能不脾肾俱虚乎？由此而论，即前之饮冷水，原属脾肾两虚症。脾虚则津液不生，肾虚则虚火上升，故口为之渴而喜饮冷水耳。要知喜饮者，特喜之耳，究未尝饮也。试使饮之，亦到口而不欲入腹，而反不安也。不然，曷不曰渴饮冷水乎，况乎绝无可用肉桂者之能饮冷水也。至于所云久服加减八味丸，必肥健多子者，亦以其肾火素虚者言也，若胃火旺者，未可信也。（《薛案辨疏·卷上·元气亏损内伤外感等症》）

一儒者，失于调养，饮食难化，胸膈不利。或用行气消导药，咳嗽喘促，服行气化痰药，肚腹渐胀；服行气分利药，眠卧不宁，两足浮肿，小便不利，大便不实，脉浮大，按之微细，两寸皆短。此脾肾亏损，朝用补中益气加姜、附，夕用《金匮》肾气加破故纸、肉果各数剂，诸症渐愈，更佐以八味丸，两月乃能步履，恪服补中、八味，半载而康。（《薛案辨疏·卷下·脾肾亏损小便不利肚腹膨胀等症》）

一富商，饮食起居失宜，大便干结，常服润肠等丸，后胸腹不利，饮食不甘，口燥体倦，发热吐痰。服二陈、黄连之类，前症益甚，小便滴沥，大便湿泻，腹胀少食。服五苓、瞿麦之类，小便不通，体肿喘嗽。用《金匮》肾气丸、补中益气汤而愈。（《薛案辨疏·卷下·脾肾亏损小便不利肚腹膨胀等症》）

（五）命门火衰，火不生土

廷评张汝翰，胸膈作痞，饮食难化。服枳术丸，久而形体消瘦，发热口干，脉浮大而微。用补中益气加姜、桂，诸症悉退，惟见脾胃虚寒，遂用八味丸补命门火，不月而饮食进，三月而形体充。此症若不用前丸，多变腹胀喘促，腿足浮肿，小便淋沥等症。急用济生加减肾气丸，亦有得生者。

疏曰：枳术丸，饮食伤肠胃之药也。盖肠胃无恙，偶被饮食伤者设耳。若脾胃元气先虚，不能运化饮食，自当峻补元气，使饮食自然运化，何可更以枳实、白术之推墙倒壁者，复伤之耶！虽有二倍之术，诚不足以偿之也。久而形体消瘦，发热口干，我固知脾胃之气虚也，而况脉之浮大而微者乎？夫血虚者，多近于热；气虚者，多近于寒。故用补中加姜、桂以直入脾胃而补之也。温补脾胃而诸症悉退，宜乎不复见有脾胃虚寒之症矣，何以又云惟见脾胃虚寒耶？补中、姜、桂正温补脾胃虚寒之药，服之而脾胃之虚寒尚见，此非温补所得愈者矣。于是用隔二之法，温补脾胃之母，使母子相生，土从火化，则元元本本生化之机不息，故遂用八味丸以补命门火也。至于不用前丸之变症，是又火不能生土，土不能制水之症，济生加减肾气丸之所以有牛膝、车前以利水也。（《薛案辨疏·卷上·命门火衰不能生土等症》）

佐云：向因失足，划然有声，坐立久则左足麻木，虽夏月，足寒如冰。嘉靖己亥夏月因醉睡觉，而饮水复睡，遂觉右腹痞结，以手摩之，腹间辘辘有声，摩热则气泄而止。每每加剧，饮食稍多则作痛泻，求治于医，令服枳术丸，固守勿效。甲辰岁，求治于立斋先生，诊之喟然叹曰：此非脾胃病，乃命门火衰不能生土，虚寒使之然也。若专主脾胃误矣！可服八味丸则愈，余敬服果验。盖八味丸有附子，医家罔敢轻用。夫附子斩关夺旗，回生起死，非良将莫能用，立斋先生今之武侯也。家贫不能报德，姑序此以记治验，杉墩介庵朱佐顿首拜书。

疏曰：左足麻木，夏月如冰，虽似命门火衰，然得之失足而起，而麻木又只在一足，未始非因失足而至气滞血凝，故为之寒如冰也。若必系命门火衰，则当两足皆然，何独止于左足乎？至于饮水而右腹为之痞结，以及饮食稍多，则作痛泻等症，皆作脾胃气虚之故，即寒也。亦属脾胃虚寒也，何以见其必属命门火衰耶？要知麻木只在左足，而寒如冰则两足所同，故曰左足麻木，又曰足寒如冰，不然当日其寒如冰矣。若夫饮水而右腹痞结，余曾谓肝火从左，命门火从右。故左半身有火症者，责之肝火居多。右半身有火症者，责之命门火居多。则右半身有火虚寒症者，以例而推，未始非命门火衰之故。今饮水而右腹痞结，是水伤其火，火衰而水不能运也。况饮食即睡，睡则气归于肾，肾并水亦引归于肾，肾中之命门，火能不为水寒所伤，延及六年之久而至于衰乎？合而观之，用八味丸无疑。若果系脾胃病，则当洞泻绝食，反不能历六年之久矣。（《薛案辨疏·卷上·命门火衰不能生土等症》）

光禄邝子泾，面白神劳，食少难化，所服皆二陈、山栀、枳实之类，形体日瘦，饮食日减。余谓此脾土虚寒之症，法当补土之母，彼不信乃径补土，以致不起。

疏曰：土虚者补土，火虚者补火，此一定之法。若土虚而必欲补火以生之，则补土之法，可以不设矣。要知土虚而脉见右关独虚弱，只补其土，而若兼见右尺无根者，自当补土之母，竟补其土无益也。然土母有二，心与命门也。盖胃土虚寒，当补心火以生之，归脾汤是也；脾土虚寒，当补命门以生之，八味是也。不能食者为胃寒，不能化者为脾气寒。故此案云食少难化，则脾胃皆虚寒，可用归脾汤与八味丸间服。然命门火衰，不能生脾土，致食少难化，或大便溏泄者，用八味、七味不效，盖熟地、山萸肉凝滞之品，与食少便泄症多不合宜，所谓生柴湿炭，不能发火，反使窒塞釜底，而釜中终不温热，水谷终不成熟，则火且不得燃，安望其有生土之功乎？故有十补丸、四神丸、二神丸、菟丝丸，近传进上萃仙丸等方皆无熟地。若用煎剂，如补骨脂、枸杞、沙苑蒺藜、菟丝、山药、北五味、杜仲、续断等皆温补肾气之药，空松透发，如干柴燥炭，火必旺而土自生矣，且无碍于食少便泄也。（《薛案辨疏·卷上·命门火衰不能生土等症》）

一儒者，小腹急痛，溏泄清冷，大便欲去不去。余曰：此命门火衰，而脾土虚寒也，用八味丸月余而愈。后闻饮食失宜，前症复作，小腹重坠，此脾气下陷也，用补中益气汤而痊。凡寒月溏泄，清冷腹痛，乃脾肾虚寒，宜用四神丸。若脾肾虚脱，用六君子加姜、桂，如不应，急补命门之火，以生脾土。（《薛案辨疏·卷上·脾胃亏损停食泄泻等症》）

州同刘禹功，素不慎起居七情，致饮食不甘，胸膈不利。用消导顺气，肚腹闷痞，吐痰气逆；用化痰降气，食少泄泻，小腹作胀；用分利降火，小便涩滞，气喘痰涌；服清气化痰丸，小便更滞，大便愈泻，肚腹胀大，肚脐突出，不能寝卧，六脉微细，左寸虚甚，右寸短促。此命门火衰，脾肾虚寒之危症也。先用《金匮》加减肾气丸料，肉桂、附子各一钱五分，二剂下瘀积甚多，又以补中益气送二神丸二剂，诸症悉退大半，又投前药数剂，并附子之类贴腰脐，又及涌泉穴，寸脉渐复而安。后因怒腹闷，惑于人言，服沉香化气丸，大便下血诸症尽复。余曰：此阴脉伤也，不治。

疏曰：凡病起于不慎起居、七情，此虚之本也。加以饮食少进，大便泄泻，此虚之成也。纵有他症，同归于虚矣。况六脉微细乎，至论左寸虚甚，心火不足也。右寸短促，肺气不足也。而先生乃曰命门火衰，脾肾虚寒者何也？岂以现症皆属脾肾而非心肺乎？不知心火之不足，由于肾水之寒，有所克也。肺气之虚，由于脾虚不能生也。壮肾水以生心火，补脾土以生肺金，此先后天相生及母子相生之道也。至于服《金匮》肾气丸而下瘀积甚多，此时治者，每致疑于不可补。不知瘀积从攻伐而下者，或谓实症；从温补而下者，正是虚症也。前盖因虚而不下耳，故不顾其瘀积，只补其元气，元气足则瘀积有则自行，无则自止也。若大便下血，谓之阴络伤者，在病久症虚及误服克伐所致。然而非一见便血即阴络伤，而辞以不治也。（《薛案辨疏·卷下·脾肾亏损小便不利肚腹膨胀等症》）

（六）水肿

大方世家，湖乡离群索居，以妻赵氏，忽婴痰热，治者多以寒凉，偶得少愈，三四年余屡进屡退，于是元气销铄。庚子夏，遍身浮肿，手足麻冷，朝夕咳嗽，烦躁引饮，小水不利，大肉尽去，势将危殆。幸遇先生诊之，脉洪大无伦，按之若无，此虚热无火，法当壮火之源以生脾土。与《金匮》肾气丸料，服之顿觉小水溃决如泉，日服前丸，以大补之药二十余剂而愈。三四年间，体康无恙。迄甲辰仲春，悲哀动中，前症复作，体中焚燎，口肉皆烂，胸腹胀满，食不下咽者四日。夫妇相顾，束手待毙而已。又承先生视之，投以八味丸，二服神思渐清，服《金匮》肾气丸料加参、芪、归、术，未竟夕而胸次渐舒，嗷嗷思食，不三日而病去五六矣。嗣后日服前二丸，间用，逾日而起。至秋初复患痢，又服《金匮》肾气丸料加参、芪、归、术、黄连、吴茱萸、木香、五味，痢遂止。但觉后重，又投补中加木香、黄连、吴茱萸、五味，数剂而愈。大方自分寒素，命亦蹇剥，山荆抱病沉痼，本难调摄，苟非先生授救，填壑久矣。今不肖奔走衣食于外，而可无内顾之忧矣。

疏曰：此案知其虚矣，然未始非虚而有火也。至于脉之再象，则显然无火症矣。壮火生土，八味丸足以任之，因遍身浮肿而小便不利，故用《金匮》肾气丸。三四年之后，偶因悲哀动中，而前症复作，则更伤脾肺之气血矣。似宜即参、术、归、芪，然如焚燎之热正盛，宁不更助其热，而火能降下乎？故服八味以归降其焚燎之火，然后加车前、牛膝，以治肿满，并加参、芪、归、术，以补其脾肺，法无渗漏，次序循然可法也。更可法者，至秋患痢，既已时移病变矣，仍用前药，其顾本之针线为何如哉？且能照管本病，加香、连、吴茱、味子等标本兼顾，法更可佳，因后重即易补中益气，此又见转换之灵妙，为升降要法，加香、连原于痢也，加参、芪等顾本也。读此可用药之法，拈来即是也。（《薛案辨疏·卷下·脾肾亏损小便不利肚腹膨胀等症》）

（七）遗精、白浊

少宰汪涵斋，头晕白浊，余用补中益气加苓、半而愈。复患腰痛，用山茱、山药、五味、萆薢、远志顿愈。又因劳心，盗汗白浊，以归脾汤加五味而愈。后不时眩晕，用八味丸痊愈。

疏曰：白浊一症，其因甚多，若胃虚湿痰下陷者，补中加苓、半是所宜也。但人见有头痛，必不敢用升、柴，不知此案之白浊，所以敢用升、柴者，因头晕故耳。盖胃经清气在下，不能上升充溢于头目，故为之晕也。补中升提，清气上行，于是头晕自愈，白浊自止矣。至于愈而复患腰痛，似属肾虚而宜用六味等剂，而所用乃涩精分清之品，岂病本白浊，故虽腰痛，而治不离本耶？盖此案原属胃虚，湿痰下陷，今甫得提起其清气，而且湿痰余气未净，若即用地黄等降滞之药，宁不复助湿痰而清气复陷乎？故以山药等数味，原能补肾而不降滞者，兼以分清治之。至于又因劳心而患盗汗白浊，则以劳心为主，故用归脾后不时眩晕，而无他症，自当从肝肾本病主治，故用八味丸。若以前症头晕相同，而不用补中，何也？以无胃虚下陷之见症也。（《薛案辨疏·卷下·脾肺肾亏损遗精白浊吐血便血等症》）

一男子白浊梦遗，口燥作渴，大便闭涩，午后热甚。用补中加芍药、玄参，并加减八味而愈。

疏曰：主病口干作渴，大便闭涩，俱以为实火，即不然。亦以为燥火，就使午后属阴虚发热，然亦未有不以为阴虚火动，血虚燥结之症也。虽见有白浊遗精，独无火燥所致者乎？而必用八味，何也？余细详先生序法，可知其意者。盖此案因白浊久而后至于梦遗，梦遗久而后至于口干作渴等症，非先有口干作渴而后兼有白浊梦遗。故先生先序白浊，次序梦遗，又次序口干、作渴等症，若然则白浊者，脾胃之气已虚；梦遗者，肾脏之阴亦虚矣。脾肾既虚，则口干作渴等症非实火也明矣。是不得不用补中以补脾胃，八味以补肾脏也。然虚中原有火燥，故补中加白芍、元参以清火，八味去附加五味以润燥也。甚矣！先生笔法之妙也。（《薛案辨疏·卷下·脾肺肾亏损遗精白浊吐血便血等症》）

（八）耳聋耳鸣

一耳聋耳鸣，若左寸关脉弦数者，心肝二经虚热也，用四物汤加山栀、柴胡生阴血；右寸关脉浮大者，脾肺二经虚热也，用补中益气汤加山栀、芎、归清肝凉血。若午前甚，用小柴胡汤加参、芪、归、术补气清肝；午后甚，用四物汤加酒炒黑黄柏、知母、五味补阴降火。如两足心热，属肾虚，用六味丸以壮水之主；两足冷，属阳虚，用八味丸以益火之源。（《疡疡机要·上卷·兼症治法》）

四、肝系疾病

（一）眩晕

孙都宪，形体丰厚，劳神善怒，面带阳色，口渴吐痰，或头目眩晕，或热从腹起，左三脉洪而有力，右三脉洪而无力。余曰：足三阴亏损，用补中益气加麦冬、五味及加减八味丸而愈。若人少有老态，不耐寒暑，不胜劳役，四时迭病，皆因少时气血方长而劳心亏损，或精血未满而御女过伤，故其见症，难以悉状。此精气不足，但滋化源，其病自痊。又若饮食劳役，七情失宜，以致诸症，亦当治以前法。设或六淫所侵，而致诸症，亦因真气内虚，而外邪乘袭。尤当固胃气为主，盖胃为五脏之根本，故黄柏、知母不宜轻用，恐复伤胃气也。大凡杂症属内，因形气、病气俱不足，当补不当泻，伤寒虽属外因，亦宜分其表里虚实，治当审之。

疏曰：此案大概观之，鲜不为有余之痰火也。即以左右三脉，亦鲜不以右之无力为虚，左之有力为实也。而不知脉之无力固为虚，脉之有力尤非实也。而无力之虚易见，而有力之虚难知。而况加之以洪，人孰知之？此先生独得之玄机，故补中益气因右手之无力而设，加减八味因左手之有力而设也。然未免有疑焉者，左手脉洪而有力，乃属水虚，六味丸是其的方，何以用肉桂之补火乎？要知肉桂与附子同用，则为补火之品，若单用肉桂乃引火，而非补火也。今观其症，皆水虚火越之象，非引火，何以治之？至余曰以后详论，乃立斋先生生平肺腑之学，和盘托出，谆谆苦语，千古不磨之法也。（《薛案辨疏·卷下·脾肾亏损头眩痰气等症》）

先兄，体貌丰伟，唾痰甚多，脉洪有力，殊不耐劳。遇风，头晕欲仆，口舌破裂，或至赤烂，误食姜蒜少许，口疮益甚，服八味丸及补中益气附子钱许即愈。停药月余，诸症仍作，此命门虚火不归源也。

疏曰：此案用八味是矣，何以复进补中益气乎？且症皆有上炎之势，能不更助其上炎乎？岂止吐痰不耐劳，遇风头晕等症，属中气虚弱，故必兼用之乎？余细观之而知其法矣。先用八味，其口舌破裂赤烂，口疮等症已愈。而吐痰不耐劳，遇风头晕等症，不与之同愈，故改补中以升补其元气。然尤恐命门无根，不任升提，故仍用附子以镇之也。噫！医至于此神矣，化矣！试思症现口舌破裂，或至赤烂，误食姜蒜少许，口疮益甚，而脉又现洪有力者，敢用八味丸大温大热之剂乎？试思症现体貌丰伟，吐痰甚多，遇风头晕，而又以火势上炎，脉又现洪有力者，其敢用补中益气加附子，大升大补大温热之剂乎？虽前言往行载于典籍者不乏其法，而敢用之者，代不过数人而已。至于今日医道中绝，闻之者，未有不哑然失笑也。（《薛案辨疏·卷下·脾肾亏损头眩痰气等症》）

儒者杨文魁，素吐痰，诸药不应，服牛黄清心丸，吐痰甚多，或头眩，或热从胁起，左脉洪大有力，右脉浮大无力。余曰：此三阴亏损，火不归源。用补中益气加麦冬、五味及加减八味丸，滋其化源而愈。

疏曰：昔人谓热从足底起，为肾经火，当用七味、八味引之益之。若从腹起为脾经火，从胁起为肝火，当另作处治也。不知肝脾肾同为三阴，热起处，皆属阴火，脱根上炎而七味、八味皆可主也。然余谓阴火既上炎，似不可用升提之品，今乃先用补中益气，虽有麦冬、五味以制之，要亦右脉浮大无力，为可用耳。余又谓左脉洪大有力，似不可用温热之品，今乃继用加减八味，虽有丹皮、泽泻以清之，要亦右脉浮大无力为可用耳。盖右脉浮大无力，统三部而言也。在于寸关则脾肺之气已虚矣，故可用升提；在于尺中则命门之火已衰矣，故可用温热。夫先天之火，后天之气，既已虚矣，则左脉之洪大有力，岂实火而然乎？正阴虚之故耳。（《薛案辨疏·卷下·脾肾亏损头眩痰气等症》）

予兄，年逾四十，貌丰气弱，遇风则眩，劳则口舌生疮，胸尝有痰，目常赤涩。又一人，脾虚发肿，皆以八味丸而愈。（《外科心法·卷六·八味丸治验》）

（二）肝市乘土

其弟云霄，年十五。壬寅夏，见其面赤唇燥，形体消瘦，余曰：子病将进矣。癸卯冬，复见之，曰：病更深矣。至甲辰夏，胃经部分有青色，此木乘土也，始求治。先以六君加柴胡、白芍、山栀、芜荑、炒黑黄连数剂，及四味肥儿丸、六味地黄丸及参、苓、白术、归、芍、麦冬、五味、炙草、山栀三十余剂，肝火渐退，更加龙胆草、柴胡二十余剂，乃去芍，加肉桂三十余剂，及加减八味

丸，元气渐复而愈。(《内科摘要·卷之下·脾肺肾亏损虚劳怯弱等症（七）》)

五、 心系疾病

口舌生疮

一口舌生疮，或咽喉作痛。若饮食喜冷，大便秘结者，实热也，用四顺清凉饮。肌热恶热，烦渴引饮者，血虚也，用当归补血汤。饮食恶寒，大便不实者，热虚也，用十全大补汤。热从下或从足起者，肾虚热也，用加减八味丸。若饮食难化，四肢逆冷者，命门火衰也，用八味地黄丸。(《疬疡机要·上卷·变症治法》)

第三章

儿科

一、五迟五软

一小儿九岁，因吐泻后，项软面白，手足并冷，脉微细，饮食喜热。余先用六君子汤加肉桂五剂，未应；更加炮姜四剂，诸症稍愈，面色未复，尺脉未起；佐以八味丸，月余而色微黄，稍有胃气矣。再用前药，又月余饮食略增，热亦大减。乃朝用补中益气汤，食前用八味丸，又月余元气渐复，饮食举首如常，又月余而肌肉充盛，诸病悉愈。

一小儿十二岁，疟疾后项软，手足冷，饮食少思，粥汤稍离火，食之即腹中觉冷。用六君子汤加肉桂、干姜，饮食渐加。每饮食中加茴香、胡椒之类，月余粥食稍可离火。又用前药百剂，饮食如常而手足不冷，又月余其首能举。后饮食停滞，患吐泻，项乃痿软，朝用补中益气汤，夕用六君子汤及加减八味丸，两月余而项复举。毕姻后眼目昏花，项骨无力，头自觉大，用八味丸、补中益气汤，三月余元气复而诸症退。后每入房劳役，形气殊倦，盗汗发热，服后二药即愈。（《保婴撮要·卷五·五软》）

一老年得子，四肢痿软，而恶风寒，见日则喜。吾令乳母日服加减八味丸三次，十全大补汤一剂，兼与其子，年余肢体渐强，至二周而能行。（《保婴撮要·卷三·五软》）

钱仲阳云：鹤膝者，乃禀受肾虚，血气不充，致肌肉瘦薄，骨节呈露，如鹤之膝也。行迟者，亦因禀受肝肾气虚。肝主筋，肾主骨，肝藏血，肾藏精。血不足则筋不荣，精不足则骨不立，故不能行也。鹤膝用六味地黄丸加鹿茸以补其血气，血气既充，则其肌肉自生。行迟用地黄丸加牛膝、五加皮、鹿茸以补其精血，精血既足，则其筋骨自坚。凡此皆肝肾之虚也，虚而热者，用六味地黄丸；虚而寒者，用八味丸。若手拳挛者，用薏苡仁丸；足拳挛者，用海桐皮散。脾胃亏损，肾脏虚弱，寒邪所乘而膝渐肿者，佐以补中益气汤及大防风汤。（《保婴撮要·卷五·鹤膝行迟》）

二、 腹痛

一小儿九岁，常患腹痛，至冬月因食生冷之物，其腹仍痛，服理中丸之类辄效。至十六岁，秋初毕姻后，腹痛又作，唇面黯，爪甲青，余先君用八味丸补火随愈，服四两许，痛不再作。至二十岁外，痛复作，服前丸不应，乃服附子理中汤而止，仍用八味丸而安。（《保婴撮要·卷五·腹痛》）

一小儿十四岁，腹痛吐泻，手足常冷，肌体瘦弱。余谓所禀命门火虚也，用六君子汤、八味丸渐愈。毕姻后，因房劳勤读，感冒发汗，继以饮食劳倦，朝凉暮热，饮食不思，用六君子、十全大补二汤寻愈。后不慎饮食起居，午前脐下热起，则遍身如炙，午后自足寒至腰如冰，热时脉洪大，按之如无，两尺微，甚则六脉微细如绝，汤粥稍离火食之，即腹中觉冷。此亦禀命门火衰之症也，用补中益气汤、八味丸各百余服渐愈。后大吐血，别误服犀角地黄丸一剂，病益甚，饮食顿减，面色㿠白，手足厥冷，或时发热。寒时脉微细而短者，阳气虚微也，热时脉洪大而虚者，阴火虚旺也。余用十全大补及八珍汤、六君子之类，但能扶持而血不止。复因劳役吐血甚多，脉洪大鼓指，按之如无，而两寸脉短，此阳气大虚也，用人参一两、附子一钱，佐以补中益气汤数剂，诸症减退。乃减附子五分，又各数剂，脉症悉退。乃每服人参五钱、炮姜五分，月余始愈。（《保婴撮要·卷三·盘肠气痛》）

三、 伤食

一小儿伤食腹胀，服克伐之剂，小便涩滞。又服五苓散之类，

饮食渐减，小便不通，四肢顿肿。余朝用《金匮》肾气丸去附子，夕用补中益气汤而安。(《保婴撮要·卷五·腹胀》)

一小儿伤食，作泻腹胀，四肢浮肿，小便不利，先用五苓散加木香，旬余诸症渐退；又用五味异功散为主，佐以加减肾气丸，又旬日，二便调和，饮食渐进，浮肿旋消。乃以异功散调理而愈。(《保婴撮要·卷七·食泻》)

一小儿十五岁，喜噫，面黄腹胀，饮食难化，用六君、益智、木香渐愈。后因怒兼胁痛，少食下气嗳气，用补中益气汤加附子、益智渐愈。后饮食过多，腹胀吞酸，服保和丸，热渴痰甚，用二陈、黄连、石膏之剂，大便不止，吃逆不食，手足并冷，余用六君、附子，四剂稍愈，又以补中益气汤加附子及八味丸而遂安。(《保婴撮要·卷十·噫气》)

一小儿伤食膨胀，服克伐之剂，小便涩滞，改服五苓散，小便益闭，四肢顿肿。余谓脾胃虚寒，不能通调水道，下输膀胱故也，朝用加减《金匮》肾气丸，夕用补中益气汤而愈。

一小儿患前症，饮食少思，大便不实，先用补中益气汤，又用五味异功散而愈。毕姻后复发，更手足并冷，饮食难化，或吞酸嗳腐，用六君子、炮姜而痊。后又发，用八味地黄丸、补中益气汤而痊。(《保婴撮要·卷九·肿胀》)

四、泄泻、痢疾

一小儿侵晨泄泻，服消疳清热之剂不应。余谓脾肾虚，用二神丸治之。不信，仍服前药，形体骨立。复求治，用四神、六味二丸治之寻愈。停药数日，饮食渐减，泄泻仍作。至十七岁毕姻，泻渴顿作，用前药治之无效，乃用补中益气汤、八味丸而始应。(《保婴撮要·卷七·热泻》)

一小儿痢后腹胀作呕，大便不实，小便不利，诸药不应。余先用五味异功散加木香、肉果数服，二便少调；又数剂，诸症少愈；用八味丸补命门之火，腹胀渐消；用《金匮》加减肾气丸，诸症顿退；又用四君、升麻、柴胡而痊安。(《保婴撮要·卷七·诸痢》)

一小儿禀赋虚羸，时常作痢，年十三岁，泄泻不食，手足并冷，诸药不应。余谓命门火衰，六君子汤、八味丸治之，寻愈。毕姻后，劳心过甚，饮食顿少，发热下气，先用参、术各五钱，姜、枣煎服，诸症稍愈。又用六君子汤加炮姜、肉桂、参、术各一两，一剂诸症顿愈。又因劳心发热烦渴，用补中益气汤加附子一钱，渴止；用参、芪各一两，归、术各五钱，附子一钱，三剂全瘥。（《保婴撮要·卷十·噫气》）

五、 发热

一小儿十四岁，朝寒暮热，或时发寒热，则倦怠殊甚，饮食不思，手足指冷，朝用补中益气汤，夕用六君子汤，各二十余剂，渐愈。后因用功劳役，前症复作，更加头痛，脉虚，两寸尤弱，朝用补中益气汤、蔓荆子，夕用十全大补汤，两月余而痊。但劳役仍复寒热，服前二汤稍愈。毕姻后，又用功过度，朝寒遍体如冰，暮热遍身如炙，朝用补中益气汤加姜、桂，暮用八味丸加五味子，各五十余剂而愈。（《保婴撮要·卷六·寒热》）

六、 便血

一小儿九岁，素畏风寒，饮食少思，至秋冬口鼻吸气，阴冷至腹，手足如冰，饮姜汤及烧酒方快，其脉细微，两尺如无。余谓此禀命门火衰也，用还少丹不应，改用八味丸，旬余诸症即愈。（《保婴撮要·卷九·胃气虚寒》）

一小儿便血，服寒凉药过多，腹胀，小便不利，其血益甚，余朝用补中益气汤，夕用《金匮》加减肾气丸而痊。（《保婴撮要·卷八·便血尿血》）

七、 惊悸、 惊痫

一小儿十三岁，面赤，惊悸发热，形体羸瘦，不时面白，嗳气下气，时常停食，服保和丸及清热等药。余曰：面赤惊悸，心神怯也；面白嗳气，心火虚也；大便下气，脾气虚也。此皆禀心火虚，不能生脾土之危症，前药在所当禁者。不信，又服枳术丸、镇惊等药，而诸症益甚，大便频数，小腹重坠，脱肛，痰涎，饮食日少。

余先用六君子汤为主，佐以补心丸，月余饮食少进，痰涎少止，又用补中益气汤送四神而愈。毕姻后，病复作坠，时至仲冬，面白或黧色，手足冷，喜食胡椒、姜物，腹中不热，脉浮，按之微细，两尺微甚，乃用八味丸，元气复而形气渐充。年至二十，苦畏风寒，面目赤色，发热吐痰，唇舌赤裂，食椒姜之物唇口即破，痰热愈甚，腹中却不热，诊其脉或如无，或欲绝。此寒气逼阳于外，内真寒而外假热也，仍用八味丸而诸症顿愈。（《保婴撮要·卷九·虚羸》）

一小儿七岁发惊痫，每作，先君令其恣饮人乳，后发渐疏而轻，至十四岁复发，仍用人乳，不应。余令用肥厚紫河车研烂，人乳调如泥，日服二三次，至数具而愈。后常用加减八味丸而安。至二十三岁发，而手足厥冷，仍用前法，佐以八味丸、十全大补汤而痊。（《保婴撮要·卷三·惊痫》）

一小儿咬牙作渴，面色忽白忽赤，脉洪数，按之无力，左关尺为甚。此属肾虚也，用地黄丸、补中益气汤寻愈。后因惊，面青目赤，呵欠咬牙，手寻衣领。此肝经血热，用加减八味丸料，煎与恣饮，顿安，又用补中益气汤而痊。（《保婴撮要·卷十七·寒战咬牙饮水泻渴之症》）

八、 痈证

一小儿臀疮溃而不敛，面色时赤。此禀肝肾阴虚，朝用八珍汤加五味子，夕用加减八味丸，诸症渐退，又用托里散，间服而愈。（《保婴撮要·卷十三·臀痈》）

一小儿臀疮，久不收敛，肢体倦怠，晡热作渴。此禀足三阴虚也，用五味异功散、加减八味丸渐愈，又用托里散而敛。（《保婴撮要·卷十三·臀痈》）

一小儿十五岁，久不愈，发热体瘦，面白嗳气，恪服消食清热等药。余谓心火虚而脾气弱也，先用八味丸为主，佐以六君子汤、补中益气汤，寻愈。毕姻后，臀间患疽，漫肿坚硬，肉色不变，手足时冷，脉浮大，按之微细，两尺为甚，先用八味丸料四剂，用十全大补汤，患处色正而消。（《保婴撮要·卷十三·臀痈》）

一小儿十五岁，遍身似疥非疥，脓水淋漓，晡热口干，形体骨立四年矣，此肾疳之症，用加减八味丸而痊。(《疬疡机要·上卷·类证治验》)

九、 痘证

一小儿出痘腰痛，足热发渴。此禀肾虚火动也，先君用大剂加减八味丸料，煎与恣饮，诸症渐退。佐以大剂八珍加紫草、糯米数剂，脓渐贯，仍以前药而结痂，用八珍汤而靥。(《保婴撮要·卷二十·痘腰痛》)

一小儿出痘将愈，因停食泄泻，作渴腰痛。此脾肾虚弱也，先君用加减八味丸料及五味异功散，渴泻顿止，又与六味丸料及八珍汤而靥。(《保婴撮要·卷二十·痘腰痛》)

外科篇

一、痈证

山西曹主簿，年逾四十，夏间附骨痈，予以火针，刺去瘀血，更服托里药而愈。至秋忽不饮食，痰气壅盛。劳则口舌生疮，服寒药腹痛，彼疑为疮毒。诊之脾肾脉轻，诊似大，按之无力。此真气不足，虚火上炎故也，遂投以八味丸治之。彼谓不然，自服二陈、四物，几殆。复请予，仍以前丸治之而愈。有脾土虚不能克制肾水，多吐痰而不咳者，尤当用此丸也。(《外科心法·卷三·肿疡不足》)

发背属膀胱、督脉经，或阴虚火盛，或醇酒厚味，或郁怒房劳所致。若肿赤痛甚，脉洪数而有力，热毒之症也，为易治。漫肿微痛，色黯作渴，脉洪数而无力，阴虚之症也，为难治。不痛不肿，或漫肿色黯，脉微细，阳气虚甚也，尤为难治。小便频数者，肾阴亏损也，加减八味丸。(《外科枢要·卷二·论发背》)

一妇人患脚气，或时腿筋挛，腹作痛，诸药不应，渐危笃。诸书云：八味丸治足少阴脚气入腹疼痛，上气喘促欲死。遂投一服顿退，又服而愈。肾经虚寒之人，多有此患，乃肾乘心，水克火，死不旋踵，宜急服。(《外科发挥·卷三·臀痈》)

二、疽证

一男子未溃，兼作渴，尺脉大而无力。以四物汤，加黄柏、知母、麦门冬、黄芪，四剂而渴减，又与加减八味丸，渴止疮溃。更

用托里药，兼前丸而愈。（《外科发挥·卷二·脑疽》）

一男子足趾患之，色赤焮痛作渴。隔蒜灸数壮，服仙方活命饮，三剂而溃。更服托里药，及加减八味丸，溃脱而愈。（《外科发挥·卷四·脱疽》）

夫肺者，五脏之华盖也，处于胸中，主于气，候于皮毛，劳伤气血，腠理不密，外邪所乘，内感于肺；或入房过度，肾水亏损，虚火上炎；或醇酒炙爆，辛辣厚味，熏蒸于肺；或咳唾痰涎，汗下过度，重亡津液之所致也。其候恶风咳嗽，鼻塞项强，胸胁胀满，呼吸不利，咽燥作渴，甚则四肢微肿，咳唾脓血。若吐痰臭浊，脓血腥秽，胸中隐隐微痛，右手寸口脉数而实者，为肺疽。若吐涎沫而无脓，脉数而虚者，为肺痿也。口干咽燥者，虚火上炎也，加减八味丸。此症皆因脾土亏损，不能生肺金，肺金不能生肾水，故始萌则可救，脓成则多死。若脉微紧而数者，未有脓也。紧甚而数者，已有脓也。

《内经》曰：血热则肉败，荣卫不行，必将为脓。大凡肺疽咳唾脓血，久久如粳米粥者，难治。若唾脓而不止者，亦不可活也。其呕脓而自止者自愈，其脉短而涩者自痊。面色当白而反赤者，此火之克金，皆不可活，苟能补脾肺滋肾水，庶有生者。（《外科枢要·卷二·论肺疽肺痿》）

多骨疽者，由疮疡久溃，气血不能营于患处，邪气陷袭，久则烂筋腐骨而脱出，属足三阴亏损之症也，用补中益气汤，以固其根本，若阴火发热者，佐以八味丸，益火之源，以消阴翳，外以附子饼、葱熨法，祛散寒邪，补接荣气，则骨自脱，疮自敛也。夫肾主骨，若肾气亏损，其骨渐肿，荏苒岁月，溃而出骨，亦用前法。若投以克伐之剂，复伤真气，鲜有不误者。（《外科枢要·卷二·论多骨疽》）

足跟乃督脉发源之所，肾经所过之地。若饮食失节，起居失宜，亏损足三阳经，则成疮矣。……若晡热作痛，头目不清，属脾虚阴火也，前汤并六味丸。若痰涎上升，口舌生疮，属肾水干涸也，前汤并加减八味丸。凡此皆当滋其化源，若治其外则误矣。俗云：兔啮疮者，盖猎人被兔咬足跟，久而不敛，气血沥尽而死。（《外

科枢要·卷三·论足跟疮》）

脱疽谓疔患于足或足趾，重者溃脱，故名之，亦有患于手，患于指者。因醇酒炙爆，膏粱伤脾，或房劳损肾，故有先渴而后患者，有先患而后渴者。若色赤作痛自溃者，可治。色黑不溃者，不治。色赤作痛者，元气虚而湿毒壅盛也，先用隔蒜灸、活命饮、托里散，再用十全大补汤、加减八味丸。色黯不痛者，肾气败而虚火盛也，隔蒜灸、桑枝灸，亦用十全大补汤、加减八味丸，则毒气不致上侵，元气不致亏损，庶可保生。亦有因修手足、口咬等伤而致者，若元气虚弱，或犯房事，外涂寒凉，内服克伐，损伤脾胃，患处不溃，若黑黯上延亦多致死……重者须解去为善。故孙真人云：在肉则割，在指则截。盖亲之遗体，虽不忍伤，而遂至夭殁，则尤伤矣。况解法无痛，患者知之。（《外科枢要·卷三·论足跟疮》）

脑疽属膀胱经积热，或湿热上涌，或阴虚火炽，或肾水亏损，阴精消涸……若口舌干燥，小便频数，或淋漓作痛，及肾水亏损，急用加减八味丸及前汤，以固根本，引火归经。（《外科枢要·卷二·论脑疽》）

一男子作渴，欲发疽，以加减八味丸治之而消。（《外科发挥·卷五·疮疡作渴》）

一男子，渴后背发疽未溃，脉数无力。此阴虚火动，用加减八味丸，㕮咀，二剂稍缓，次用丸剂而愈。

叶司训脑患疽，亦作渴，脉虽洪，按之无力，以此药治之。不信，自用滋阴等药，愈甚，七恶并至而殁。《精要》云：患疽之人，虽云有热，皆因虚而得之。愈后发渴，及先渴后疽，非加减八味丸不能治。（《外科心法·卷四·疮疡作渴》）

三、疮证

一男子遍身生疮，脓水淋漓，晡热口干，两足发热，形体消瘦，杂服风疮药，六年未愈。尺脉洪数而无力，此肾经疮也，如小儿肾疳之症，用加减八味丸，不半载而痊。（《疬疡机要·上卷·类证治验》）

一男子遍身生疮，似疥非疥，脓水淋漓，两腿为甚，作痒烦热，肢体倦怠，年余不愈。余以为肾经虚火，用加减八味丸而瘥。（《疠疡机要·上卷·类证治验》）

妇人两臁生疮，或因胎产，饮食失宜，伤损脾胃，或因忧思郁怒，亏损肝脾，以致湿热下注，或外邪所侵。外属足三阳可治，内属足三阴难治。若初起发肿赤痛，属湿毒所乘，用人参败毒或槟苏败毒散。若漫肿作痛，或不肿不痛，属脾虚湿热下注，用补中益气或八珍汤。若脓水淋漓，体倦少食，内热口干，属脾气虚弱，用补中益气加茯苓、酒炒芍药。若午后头目不清，属阴火，用前汤加酒炒黑黄柏。若午后发热体倦，属血虚，用前汤加川芎、熟地。若怀抱不乐而甚，用归脾汤加山栀、柴胡。若恚怒气逆而甚，用补中益气加川芎、山栀。若内热体倦，痰涎口疮，属脾肾虚热，用六味丸。若肢体畏寒，饮食少思，属脾肾虚寒，用八味丸。大抵色赤属热毒易治，色黯属脾肾虚寒难治，设误用攻伐，复伤胃气，难保其生。（《女科撮要·卷上·臁疮》）

疮疡之症，有五善，有七恶。五善见三则瘥，七恶见四则危。夫善者，动息自宁，饮食知味，便利调匀，脓溃肿消，水鲜不臭，神彩精明，语声清朗，体气和平是也。此属腑症，病微邪浅，更能慎起居，节饮食，勿药自愈。恶者，乃五脏亏损之症，多因元气虚弱，或因脓水出多，气血亏损；或因汗下失宜，荣卫销铄；或因寒凉克伐，气血不足；或因峻厉之剂，胃气受伤，以致真气虚而邪气实，外似有余而内实不足。法当纯补胃气，多有可生，不可因其恶，遂弃而不治。若气血俱虚，八珍汤加黄芪、麦门、五味、山茱萸。如不应，佐以加减八味丸煎服。（《外科枢要·卷一·论疮疡五善七恶主治》）

疮疡之作，皆由膏粱厚味，醇酒炙煿，房劳过度，七情郁火，阴虚阳辏，精虚气节，命门火衰，不能生土，荣卫虚弱，外邪所袭，气血受伤而为患。当审其经络受证，标本缓急以治之。若病急而元气实者，先治其标；病缓而元气虚者，先治其本；或病急而元气又虚者，必先于治本，而兼以治标。大要肿高骨痛，脓水稠黏者，元气未损也，治之则易。漫肿微痛，脓水清稀者，元气虚弱也，治之则难。不肿不痛，或漫肿黯黑不溃者，元气虚甚，治之尤难者也……热渴淋秘，肾虚阴火也，加减八味丸。喘嗽淋秘，肺肾虚火也，补中益气汤、加减八味丸。（《外科枢要·卷一·论疮疡当明本末虚实》）

疮疡之作，由六淫七情所伤。其痛燉也，因气血凝滞所致……口干作渴，小便频数者，加减八味丸。此皆止痛之法也。（《外科枢要·卷一·论疮疡泥用定痛散》）

疮疡，小便淋漓频数，或茎中涩者，肾经亏损之恶症也，宜用加减八味丸以补阴。足胫逆冷者，宜用八味丸以补阳……肾虚之患，多传此症，非滋化源不救。若用黄柏、知母，反泻其阳，以速其危。若老人阴痿思色，精内败，茎中痛而不利者，用加减八味丸加车前、牛膝。不应，更加附子，多有复生者。（《外科枢要·卷一·论疮疡大便泄利》）

疮疡作渴……苟能逆知其因，预服加减八味丸、补中益气汤，以滋化源，可免后患。（《外科枢要·卷一·论疮疡作渴》）

夫肌肉者，脾胃之所主。收敛者，气血之所使。但当纯补脾胃，不宜泛敷生肌之剂……热渴而小便频数，肾水虚也，用加减八味丸料煎服。（《外科枢要·卷一·论疮疡用生肌药》）

耳疮属手少阳三焦经，或足厥阴肝经血虚风热，或肝经燥火风热，或肾经虚火等因。若寒热作痛，属肝经风热，用小柴胡汤加山栀、川芎。若内热口干，属肾经虚火，用加味地黄丸，如不应，用加减八味丸。余当随症治之。（《外科枢要·卷二·论耳疮》）

大抵发背、脑疽、脱疽，肿痛色赤，水衰火旺之色，尚可治。若黑若紫，火极似水之象也，乃肾水已竭，精气固涸，决不治。《外科精要》云：凡病疽之人，多有既安之后，忽发渴疾而不救者，十有八九。疽疾将安，而渴疾已作，宜服加减八味丸。既安之后，而渴疾未见，宜先服之，以防其未然。若疾形已见，卒难救疗。凡痈疽愈后，宜服补药，若用峻补之药则发热。又况痈疾人，安乐之后，多传作渴疾，不可治疗，当预服加减八味丸，如能久服，永不生渴疾，气血亦壮。未发疽人，或先有渴证，尤宜服此药，渴疾既安，疽亦不作。又一贵人病疽，疾未安而渴作，一日饮水数升，愚遂献此方。诸医大笑云：此药若能止渴，我辈当不复业医矣。乃用木瓜、紫苏、乌梅、人参、茯苓、百药煎等生津液之药止之，而渴愈甚，数剂之后，茫无功效，不得已而用此，服之三日渴止。因此相信，遂久服，不特渴疾不作，气血亦壮，饮食加倍，强健过于少壮之年。盖用此药，非予敢自执鄙见，实有源流。自为儿时，闻先君知县云：有一士夫病渴疾，诸医皆用渴药，治疗累载不安。有一名医诲之，使服加减八味丸，不半载而疾瘥，因疏其病源。今医者治痈，却以生津液止渴之药，误矣……今服八味丸，降其心火，生其肾水，则渴自止矣。复疏其药性云：内北五味子，最为得力，此一味，独能生肾水，平补降心火，大有功效。家藏此方，亲用有验，故敢详著之。使有渴疾者，信其言，专志服饵取效，无为庸医所惑，庶广前人之志。如臂痛、脚气、风气，四肢拘挛，上气眼晕，肺气喘嗽，消食，利小便，久服轻身，聪明耳目，令人光泽多子。（《外科发挥·卷五·疮疡作渴》）

开化吾进士，年三十，面患疮，已溃作渴，自服托里及降火药不应。予诊其脉浮而弱。丹溪云：溃疡作渴，属气血俱虚，况脉浮弱。投以参、芪各三钱，归、术、熟地各两钱，数服渴止。又以八珍汤加黄芪数剂，脉敛而愈。予治疮疡作渴，不问肿溃，但脉数，发热而渴，以竹叶黄芪汤治之。脉不数，不发热，或脉数无力而渴，或口干，以补中益气汤。若脉数而便秘，以清凉饮。尺脉洪大，按之无力而渴，以加减八味丸并效。若治口燥舌黄，饮水不歇，此丸亦效。（《外科心法·卷四·疮疡作渴》）

四、疬疡

一儒者身发疬疮，时起赤晕，憎寒发热，服疬风之药，眉落筋挛，后疬疮渐溃，日晡热甚，肝脉弦洪，余脉数而无力。此肝经血虚风热也，先以小柴胡合四物汤加牡丹皮、酒炒黑黄柏、知母，肝脉渐和，晡热渐退。又用八珍汤加山栀，寒热顿去。再与加味逍遥散加参、术、钩藤、木贼，服两月疮悉愈而眉渐生。后因怒复作，用小柴胡汤加芎、归、钩藤、木贼而愈。后劳役发热，误用寒剂，不时身痒，日晡亦晕，早与补中益气汤加五味、麦门、山药，午后与加减八味丸寻愈。后食炙煿等物，痰盛作渴，仍发疙瘩，小便白浊，右关脉滑大有力，用补中益气汤加山栀，诸症悉退。(《疠疡机要·上卷·类证治验》)

一男子秋间发疙瘩，两月余渐高，有赤晕，月余出黑血，此风热血虚所致。先用九味羌活汤，风热将愈，再用补中益气汤而愈。后不慎房欲劳作，盗汗晡热，口干吐痰，体倦懒言，用补中益气汤、加减八味丸顿愈。(《疠疡机要·上卷·类证治验》)

五、 流注、 鹤膝

妇人流注，或因忧思郁怒，亏损肝脾；或因产后劳役，复伤气血，以致营气不从，逆于肉理；或因腠理不密，外邪客之；或湿痰流注；或跌扑血滞；或产后恶露，盖气流而注，血注而凝。或生于四肢关节，或流于胸腹腰臀，或结块，或漫肿，皆属虚损。急用葱熨及益气养荣汤，则未成自消，已成自溃。若久而肿起作痛，肢体倦怠，病气有余，形气不足，尚可治。若漫肿微痛，属形气、病气俱不足，最难治。不作脓，或脓成不溃，气血虚也，用八珍汤。憎寒畏寒，阳气虚也，十全大补汤。晡热内热，阴血虚也，四物加参、术。作呕欲呕，胃气虚也，六君加炮姜。食少体倦，脾气虚也，补中益气加茯苓、半夏。四肢逆冷，小便频数，命门火衰也，八味丸。小便频数，痰盛作渴，肾水亏损也，六味丸。月经过期，多日不止，肝脾虚也，八珍汤加柴胡、丹皮。凡溃而气血虚弱不敛者，更用十全大补汤，煎膏外补之。久溃而寒邪凝滞不敛者，用豆豉饼祛散之。其溃而内有脓管不敛者，用针头散腐化之自愈。若不补气血，不节饮食，不慎起居，不戒七情，或用寒凉克伐，俱不治。(《女科撮要·卷上·流注》)

八味丸治命门火衰，不能生土，以致脾土虚寒，而患流注、鹤膝等症，不能消溃收敛，或饮食少思，或食而不化，脐腹疼痛，夜多漩溺。即前方加肉桂、附子各一两。经云"益火之源，以消阴翳"，即此方也。

　　加减八味丸治症同上。即六味地黄丸加肉桂、五味子各一两。
(《外科枢要·卷四·治疮疡各症附方》)

一、月经病

（一）月经失调

一妇人发热口干，月经不调，两腿无力。服祛风渗湿之剂，腿痛体倦，二膝浮肿，经事不通。余作肝脾肾三经血虚火燥症，名鹤膝风，用六味、八味二丸兼服，两月形体渐健，饮食渐进，膝肿渐消，不半载而痊。前症若脾肾虚寒，腿足软痛，或足膝枯细，用八味丸。若饮食过多，腿足或臀内酸胀，或浮肿作痛，用补中益气加茯苓、半夏主之。（《女科撮要·卷上·经候不调》）

一妇人素勤苦，冬初患咳嗽发热，久而吐血盗汗，经水两三月一至，遍身作痛，或用化痰降火，口噤筋挛，谓余曰：何也？余曰：此血虚而药益损耳。遂用加减八味丸及补中益气加麦门、五味、山药治之，年余而痊。（《女科撮要·卷上·经候不调》）

一妇人年四十，素性急，先因饮食难化，月经不调，服理气化痰药，反肚腹膨胀，大便泄泻；又加乌药、蓬术，肚腹肿胀，小便不利。加猪苓、泽泻，痰喘气急，手足厥冷，头面肢体肿胀，指按成窟，脉沉细，右寸尤甚。余曰：此脾肺之气虚寒，不能通调水道，下输膀胱，渗泄之令不行，生化之气不运，即东垣所云：水饮留积，若土之在雨中，则为泥矣，得和风暖日，水湿去而阳化，自然万物生长。喜其脉相应，遂与《金匮》加减肾气丸料服之，小便即通，数剂肿胀消半，四肢渐温，自能转侧，又与六君加木香、肉

桂、炮姜，治之痊愈。后不戒七情饮食，即为泄泻，仍用前药加附子五分而安。（《女科撮要·卷上·经候不调》）

一妇人饮食每用碗许，稍加，非大便不实，必吞酸嗳腐。或以为胃火，用二陈、黄连、枳实，加内热作呕。余曰：此末传寒中，故嗳气吞酸，胀满痞闷。不信，仍作火治虚，症并至月经不止，始信。余以六君加炮姜、木香数剂，元气渐复，饮食渐进。又以补中益气加炮姜、木香、茯苓、半夏，数剂痊愈。后因饮食劳倦，兼之怒气，饮食顿少，元气顿怯，用前药更加发热，诚似实火，脉洪大，按之而虚，两尺如无。此命门火衰，用补中益气加姜、桂及八味丸，兼服两月余，诸症悉愈。此症若因中气虚弱者，用人参理中汤或六君子加木香、炮姜，不应，用左金丸或越鞠丸，虚寒者加附子或附子理中汤，无有不愈。（《女科撮要·卷上·经候不调》）

一妇人年五十，内热晡热，经水两三月一来，此血虚而有热。用逍遥散加山茱治之而愈。若兼有痰作渴，或小便不调，或头晕白带，宜用肾气丸。（《女科撮要·卷上·经候不调》）

（二）崩漏

乾内钱氏，年五十岁，辛丑患崩，诸药罔效。壬寅八月，身热肢痛，头晕涕出，吐痰少食，众作火治，转炽绝粒，数日淹淹伏枕，仅存呼吸。兄方渐归诊之，谓脾胃虚寒，用八味丸料一剂，使急煎服，然胃虚久，始下咽，翌早遂索粥数匙。再剂，食倍热减痛止，兼服八味丸良愈。癸卯秋，因劳役忧怒，甲辰春夏崩复作，六月二十日，胸饱发热，脊痛，腰不可转，神气怫郁，或作内伤，或作中暑，崩水沸腾，兼以便血，烦渴引饮，粒米不进。至七月十三日，昼夜晕愦，时作时止，计无所出。仍屈兄诊之，脉洪无伦，按之微弱，此无根之火，内真寒而外假热也。以十全大补加附子一剂，晕止，食粥三四匙，崩血渐减，日服八味丸，始得痊愈。乾山妻两构危疾，命悬须臾，荷兄远救诚解倒悬之急，处方神良，知无此，野人怀恩，姑俟后日玉环之报云尔。嘉靖甲辰季秋表弟方干顿首拜书。（《女科撮要·卷上·经漏不止》）

二、 带下

或因六淫七情，或因醉饱房劳，或因膏粱厚味，或服燥剂所致，脾胃亏损，阳气下陷，或湿痰下注，蕴积而成，故言带也。凡此皆当壮脾胃、升阳气为主，佐以各经见症之药。若属肝则青，小柴胡加山栀。或湿热壅滞，小便赤涩，龙胆泻肝汤。属心则赤，小柴胡加黄连、山栀、当归。属肺则白，补中益气加山栀。属脾则黄，六君子加山栀、柴胡，不应，归脾汤。属肾则黑，六味地黄丸。若气血俱虚，八珍汤。阳气下陷，补中益气汤。湿痰下注，前汤加茯苓、半夏、苍术、黄柏。痰饮气虚下注，四七汤送肾气丸。（《女科撮要·卷上·带下》）

三、 胎产诸疾

（一）保胎

妊娠若元气不实，发热倦怠，或胎动不安，用当归散，因气恼加枳壳，胸膈痞闷再加苏梗，或作痛加柴胡。若饮食不甘或欲呕吐，用六君加紫苏、枳壳。若恶阻呕逆，头晕体倦，用参橘散。未应，用六君子汤。若恶阻呕吐，不食烦闷，亦用参橘散之类。若顿仆胎动，腹痛下血，用胶艾汤。未应，用八珍加胶艾。若顿仆毒药，腰痛短气，用阿胶散。未应，煎送知母丸。若顿仆胎伤，下血腹痛，用佛手散。未应，用八珍送知母丸。若心惊胆怯，烦闷不安，名子烦，用竹叶汤。未应，血虚佐以四物，气虚佐以四君。若下血不止，名胎漏，血虚用二黄散，血去多，用八珍汤。未应，用补中益气汤。若因事而动下血，用枳壳汤加生熟地黄。未应，或作痛，更加当归；血不止，八珍加胶艾。若不时作痛，若小腹重坠，名胎痛，用地黄当归汤。未应，加参、术、陈皮。或因脾气虚，用四君加归、地，中气虚，用补中益气汤。若面目虚浮，肢体如水气，名子肿，用全生白术散。未应，用六君子汤。下部肿甚，用补中益气倍加茯苓。或因饮食失宜，呕吐泄泻，此是脾胃亏损，用六君子汤。若足指发肿，渐至腿膝，喘闷不安，或足指缝出水，名水气，用天仙藤散。脾胃虚弱，兼以四君子。未应，用补中益气，兼以逍遥散。若胎气上攻，心腹胀满作痛，名子悬，用紫苏饮。饮食不甘，兼四君子。内热晡热，兼逍遥散。若小便涩少，或成淋沥，名子淋，用安荣散。不应，兼八珍汤。腿足转筋，而小便不利，急用八味丸，缓则不救。若项强筋挛，语涩痰盛，名子痫，用羚羊角散。或饮食停滞，腹胀呕吐，此是脾胃虚弱，而不能消化，用六君子汤。不应，用平胃散加参、苓。或胎作胀，或腹作痛，此是脾胃气虚，而不能承载，用安胎饮加升麻、白术。不应，用补中益气汤。或脐腹作胀，或小便淋闭，此是脾胃气虚，胎压尿泡，四物加二陈、参、术，空心服后探吐，药出气定，又服又吐，数次必安。或因劳役所伤，或食煎炒，小便带血，此是血得热而流于脬中，宜清膀胱，用逍遥散。或遗尿不禁，或为频数，此是肝火血热，用加味逍遥散。若胸满腹胀，小便不通，遍身浮肿，名胎水不利，用鲤鱼汤，脾胃虚，佐以四君子。病名同而形症异，形症异而病名同，聊见本方。凡用见症之药不应，当分月经治之。（《女科撮要·卷下·保胎》）

（二）小产

小产重于大产，盖大产如栗熟自脱，小产如生采，破其皮壳，断自根蒂，岂不重于大产？但轻忽致死者多矣。治法宜补形气，生新血，去瘀血。若未足月，痛而欲产，芎归补中汤倍加知母止之。若产而血不止，人参黄芪汤补之。若产而心腹痛，当归川芎汤主之。胎气弱而小产者，八珍汤固之。若出血过多而发热，圣愈汤。汗不止，急用独参汤。发热烦躁，肉瞤筋惕，八珍汤。大渴面赤，脉洪而虚，当归补血汤。身热面赤，脉沉而微，四君姜附。东垣云：昼发热而夜安静，是阳气自旺于阳分也；昼安静而夜发热躁，是阳气下陷于阴中也；如昼夜俱发热者，是重阳无阴也，当峻补其阴。王太仆云：如大寒而甚，热之不热是无火也；热来复去，昼见夜伏，夜发昼止，时节而动，是无火也；如大热而甚，寒之不寒，是无水也；热动复止，倏忽往来，时动时止，是无水也。若阳气自旺者，补中益气汤。阳气陷于阴者，四物二连汤。重阳无阴者，四物汤。无火者，八味丸。无水者，六味丸。（《女科撮要·卷下·小产》）

大儿妇张氏素怯弱，嘉靖癸卯四月生女，自乳中患疥疮，年余不愈，遂致羸困。甲辰五月，遭先母大故，以姑病勉强代执丧礼，旬月，每欲眩仆，一日感气，忽患心脾高肿作疼，手不可按，而呕吐不止，六脉微细之极。余以为脉虽虚而病形实，误认诸痛不可补气，乃用青皮、香附、吴茱等药而愈。继复患疟且堕胎，又投理气行血之药，病去，元气转脱，再投参补剂不应矣，六脉如丝欲绝，思非附子不能救，非立翁莫能投。迎翁至诊云：皆理气之剂，损真之误也。连投参、芪、归、术、附子、姜、桂六剂，间用八味丸，五日眠食渐甘，六脉全复。翁云：心脾疼痛时，即当服此等药，疟亦不作矣。姑妇皆翁再造，敢述奇功，附于此门之尾，以为初知药性者之戒。制生陈逊稽颡谨识。(《女科撮要·卷下·小产》)

（三）泻痢

产后泻痢，或因饮食伤损脾土，或脾土虚不能消食，当审而治之。若米食所伤，用六君加谷蘗。若面食所伤，用六君加麦蘗。若肉食所伤，用六君加山楂、神曲。凡兼呕吐，皆加藿香。若兼咽酸或呕吐，用前药送越鞠丸。若肝木来侮脾土，用六君加柴胡、炮姜。若寒水反来侮土，用钱氏益黄散。若久泻，或元气下陷，兼补中益气汤以升发阳气。若泻痢色黄，乃脾土真气，宜加木香、肉果。若属脾土虚寒，当用六君加木香、姜、桂。若脾肾虚寒，用补中益气及四神丸。若属命门火衰，而脾土虚寒，用八味丸以补土母。若小便涩滞，肢体渐肿，或兼喘咳，用《金匮》肾气丸以补脾肾，利水道。若胃气虚弱，而四肢浮肿，治须补胃为主。若久而不愈，或非饮食所伤而致，乃属肾气亏损。盖胞胎主于任而系于肾，况九月十月乃肾与膀胱所养，必用四神、六味、八味三药以补肾，若用分利导水之剂，是虚其虚也。(《女科撮要·卷下·产后泻痢》)

一产妇泻痢年余，形体骨立，内热晡热，自汗盗汗，口舌糜烂，日吐痰三碗许，脉洪大，重按全无，此命门火衰，脾土虚寒而假热，然痰者乃脾虚不能统摄归源也，用八味丸补火以生土，用补中益气汤兼补肺金而脾胃健。(《女科撮要·卷下·产后泻痢》)

论曰：泄泻之症，因肠胃虚冷而邪气乘之。经云：春伤于风，夏必飧泄。盖风伤肝，肝木旺而克脾土，属外因也。若七情不平，脏气受伤，属内因也。若饮食生冷伤脾，属不内外因也。大法寒者温之，热者凉之，滑者涩之，温者燥之。

愚按：……命门火衰者，八味丸。（《校注妇人良方·卷八·妇人泄泻方论第九》）

论曰：妊娠泄泻，或青或白，水谷不化，腹痛肠鸣，谓之洞泄。水谷不化，喜饮呕逆，谓之协热下利。并以五苓散利小便，次以黄连阿胶丸或三黄熟艾汤以安之。若泻黄有沫，肠鸣腹痛，脉沉紧数，用戊己丸和之。嗳腐不食，胃脉沉紧，用感应丸下之，后调和脾胃。若风冷水谷不化，如豆汁，用胃风汤。寒冷，脐下阴冷动泻，用理中汤、治中汤。伏暑，心烦渴，泻水，用四苓散。伤湿泄泻，小便自利，用金不换正气散、胃苓汤。此四证之大略也，仍参第八卷第八论主之。

愚按：……若泻在五更侵晨，饮食少思，乃脾胃虚弱，五更服四神丸，日间服白术散。如不应，或愈而复作，或饮食少思，急用八味丸，补命门火生脾土为善。（《校注妇人良方·卷十三·妊娠泄泻方论第一》）

产后痢疾，因饮食六淫七情，伤于脾胃，或血渗大肠，皆为难治。若饮食不进，谓之虚痢。气宇不顺，谓之气痢。治法：热则凉之，冷则温之，冷热相搏则温凉调之，滑者涩之，虚者补之，水谷不分者分利之，性情执滞者和顺之，未有不安者也。

愚按：……若属命门火衰而脾土虚寒，用八味丸以补土母……若久而不愈，是肾气亏损也，必用四神、六味、八味三药以补足三阴，若用分利导水之剂，是虚其虚也。（《校注妇人良方·卷二十二·产后赤白痢方论第十二》）

四、妇人杂病

（一）妇人小便不利

妇人淋沥，由肾虚而膀胱热也。盖膀胱与肾为表里，主于水，行于胕者，为小便也。若肾虚则小便频数，膀胱热则小便淋沥，甚则不通，腹胀喘急，当速治之。

愚按：……尺脉浮而无力者，阳气虚而阴不能生也，用加减八味丸、滋肾丸为主。(《校注妇人良方·卷八·妇人小便淋沥不通方论第一》)

妇人转脬，或内热传于胞，或忍小便，气逆于内，以致小腹急痛，不得小便，甚者至死。

愚按：前症不问男女，孕妇转脬，小便不利，命在反掌，非八味丸不能救。余参前后论主治。(《校注妇人良方·卷八·妇人转脬小便不利方论第二》)

小便乃肾与膀胱主之，盖肾气通于阴，若二经虚而热乘之，则小便涩滞，虚则频数也。

愚按：肾气衰败，鹿茸散，如不应，用八味丸。(《校注妇人良方·卷八·妇人小便数方论第三》)

(二) 妇人遗尿失禁

《广济》治产后小便不禁，用鸡尾烧灰。《千金翼》用白薇、芍药为末。俱用温酒下，日三服。或桑螵蛸半两，龙骨一两，为末，每服二钱，粥饮调下。

愚按：……若肝肾之气虚寒，用八味地黄丸。(《校注妇人良方·卷二十三·产后小便不禁方论第七》)

经云：膀胱不利为癃，不约为遗溺。乃心肾之气，失其常度也，故有便道涩而遗者，有失禁而不知自遗者，亦有生产伤膀胱不时而遗者，有脬寒脏冷遗而不知者。

愚按：……窃谓前症，若肝肾虚弱，挺孔痿痹，用六味丸。如不应，用加减八味丸。阳气虚惫，膀胱积冷，用鹿茸丸。如不应，用八味丸。(《校注妇人良方·卷八·妇人遗尿失禁方论第四》)

(三) 风邪脚气

妇人脚气，乃肝脾肾三经，或胞络气虚，为风毒所搏而患。盖胞络属于肾，主于腰脚，三经络脉起于足中指，若风邪客于足，从下而上，动于气，故名脚气。

愚按：……严用和先生云：前症初患不觉，因风邪乃发，先从脚起，或缓弱痹痛，不能行履，或两胫肿满，或足膝细小，或心中怔忡，或小腹不仁，或举体转筋，或见食而呕，或胸满气急，遍体酸痛。其脉浮而弦者因于风，濡而弱者因于湿，洪而数者因于热，迟而涩者因于寒。男子由于肾气亏损，女子血海虚弱，用八味丸。若饮食停滞，臀腿酸胀，浮肿作痛，此脾气下陷，用六君子加柴胡、升麻。不应，须用八味丸。若发热口渴，月经不调，两腿无力，此足三阴血虚火燥，用六味、八味丸兼服。（《校注妇人良方·卷四·妇人风邪脚气方论第九》）

（四）妇人肺痨

妇人冷劳，属血气不足，脏腑虚寒，以致脐下冷痛，手足时寒，月经失常，饮食不消，或时呕吐，恶寒发热，骨节酸疼，肌肤羸瘦，面色萎黄也。

愚按：……若饮食少思，大便不实，吞酸嗳气，胸腹痞满，手足逆冷，面赤呕吐，畏见风寒，此内真寒而外假热也，亦用附子理中汤与八味丸。当求其属而治之。（《校注妇人良方·卷五·妇人冷劳方论第四》）

妇人热劳，由心肺壅热，伤于气血，以致心神烦躁，颊赤头疼，眼涩唇干，口舌生疮，神思昏倦，四肢壮热，食饮无味，肢体酸疼，心怔盗汗，肌肤日瘦，或寒热往来。当审其所因，调补气血，其病自愈也。

愚按：热从左边起，肝火也，实则四物、龙胆、山栀，虚则四物、参、术、黄芪。热从脐下起，阴火也，四物、参、术、黄柏、知母酒拌炒黑、五味、麦门、肉桂。如不应，急用加减八味丸。不时而热，或无定处，或从脚心起，此无根虚火也，用加减八味丸，及十全大补丸加麦门、五味主之。（《校注妇人良方·卷六·妇人热劳方论第一》）

（五）妇人命门火衰

夫脾为中州，意智之脏也，诸经皆赖其养，与胃为表里。胃主司纳，脾主腐化，若劳伤真气，外邪乘之，诸症生焉。

愚按：……命门火衰，八味丸。（《校注妇人良方·卷六·妇人血风攻脾不食方论第七》）

（喘满）岐伯曰：夜行则喘，出于肾，淫气病肺。有所堕恐，喘出于肝，淫气害脾。有所惊恐，喘出于肺，淫气伤心。渡水跌扑，喘出于肾与骨。皆因外邪所感而致。

愚按：……真阳虚损，八味丸。（《校注妇人良方·卷六·喘满方论第十四》）

（六）妇人风痰积饮咳嗽

妇人脾胃虚弱，风邪外侵，以致痰滞咳嗽，眼昏头眩。经云：九窍不利，肠胃之所生也。

愚按：……肾虚火不归源，八味地黄丸。（《校注妇人良方·卷六·妇人风痰积饮咳嗽方论第十五》）

（七）妇人翻胃吐食

愚按：《病机》云：前症有三，曰气、积、寒也，皆从三焦论之。上焦吐者，从于气。气者，天之阳也。其脉浮而洪，食已暴吐，渴欲饮水，大便燥结，气上冲胸发痛，其治法当降气和中。中焦吐者，从于积，有阴有阳，食与气相假为积而痛，其脉浮而匿，其症或先痛而后吐，或吐而后作痛，治法当以小毒去其积，槟榔、木香行其气。下焦吐者，从于寒，地之道也，其脉沉而迟，其症朝食暮吐，暮食朝吐，小便清，大便秘而不通，治法当以毒药通其闭塞，温其寒气，大便渐通，复以中焦药和之，不令大便秘结而自愈也。若饮食少思，大便不实，胸膈痞闷，吞酸嗳腐，食反不化，是为脾胃虚寒，用东垣固真丸或八味丸。若发热烦热，身恶风寒，腹畏热食，或手足俱冷，胸满腹胀，是内真寒外假热，用神效附子丸或八味丸。（《校注妇人良方·卷七·妇人翻胃吐食方论第三》）

（八）妇人流注

妇人流注，或因忧思郁怒，亏损肝脾，或因产后劳役，复伤气血，以致荣气不从，逆于肉里，腠理不密，外邪客之，或湿痰流注，或跌扑血滞，或产后恶露，则气流而注，血注而凝，或生于四肢关节，或流于胸腹腰臀，或结块，或漫肿，皆属虚损……四肢逆冷，小便频数，命门火衰也，八味丸。（《校注妇人良方·卷二十四·疮疡门·妇人流注方论第五》）

第六章

五官科

一、舌证

一舌赤裂或生芒刺，兼作渴引饮，或小便频数，不时发热，或热无定处，或足心热起者，乃肾水干涸，心火亢盛，用加减八味丸主之，佐以补中益气汤。若误用寒凉之剂，必变虚寒而殁。(《疡疡机要·变症治法》)

一口舌生疮，作渴不止，不时发热，或昼热夜止，或夜热昼静，小便频数，其热或从足心，或从两胁，或从小腹中起，外热而无定处者，此足三阴亏损之症也，用加减八味丸为主，佐以十全大补汤。若误用寒凉治火之剂，复伤脾胃，胸腹虚痞，饮食少思，或大便不实，小便不利，胸腹膨胀，肢体患肿，或手足俱冷者，此足三阴亏损之虚寒症也，急用加减《金匮》肾气丸，亦有复生者。(《疡疡机要·变症治法》)

口疮，上焦实热，中焦虚寒，下焦阴火，各经传变所致，当分别而治之。如发热作渴饮冷，实热也，轻则用补中益气汤，重则用六君子汤。饮食少思，大便不实，中气虚也，用人参理中汤。手足逆冷，肚腹作痛，中气虚寒也，用附子理中汤。晡热内热，不时而热，血虚也，用八物加丹皮、五味、麦门。发热作渴，唾痰，小便频数，肾水亏也，用加减八味丸。食少便滑，面黄肢冷，火衰土虚也，用八味丸。日晡发热，或从腹起，阴虚也，用四物、参、术、五味、麦门。不应，用加减八味丸。若热来复去，昼见夜伏，夜见昼伏，不时而动，或无定处，或从脚起，乃无根之火也，亦用前丸，及十全大补加麦门、五味，更以附子末唾津调搽涌泉穴。若概用寒凉损伤生气，为害匪轻。(《口齿类要·口疮二》)

地官李孟卿子新婚，口舌糜烂，日晡益甚，用八珍汤加五味、麦门而口疮愈。更用加减八味丸，而元气实。(《口齿类要·口疮二》)

一男子不慎酒色，冬喜饮冷，舌常作痛，小便频数，舌裂痰盛。此肾水枯涸，阴火无制，名"下消"，用加减八味丸而愈。若寸脉洪数有力，多饮少食，大便如常，口舌生疮，大渴引饮者，名"上消"，是心移热于肺，用白虎汤加人参治之。若关脉洪数有力，喜饮冷，小便黄，大便硬而自汗者，名"中消"，调胃承气汤下之。(《口齿类要·舌症四》)

先兄口舌糜烂，痰涎上壅，饮食如常，遇大风欲仆地，用补中益气汤及八味丸即愈，间药数日仍作，每劳苦则痰盛目赤，漱以冷水，舌稍愈，顷间舌益甚，用附子片噙之即愈，服前二药诸症方痊。(《口齿类要·舌症四》)

二、 咽喉作痛

廷评曲汝为口内如无皮状，或咽喉作痛，喜热饮食，此中气真寒，而外虚热也，用加减八味丸而愈。(《口齿类要·口疮二》)

义士顾克明，咽喉作痛，至夜发热，此肝肾阴虚之热，用四物加酒炒黑黄柏、知母、麦门、五味治之而愈。后因劳，咽喉肿闭，刺患处出血，可用桔梗汤，吐痰而消。至仲夏干咳声嘶，作渴发热，日晡足热，用滋肾丸、加减八味丸，间服三月余，喜其年富，谨疾得愈。(《口齿类要·喉痹诸证五》)

一儒者，脚发热则咽喉作痛，内热口干，痰涎上涌。此肾经亏损，火不归经，用补中益气加麦门、五味，及加减八味丸而痊愈。(《口齿类要·喉痛六》)

云间吴上舍，年逾五十，咽喉肿痛，或针出血，神思虽清，尺脉洪数，而无伦次，按之细微如无。余曰：有形而无痛，阳之类也，当峻补其阴，今反伤其阴血，必死，已而果殁。盖此症乃肾气

亏损，无根之火炎上为患，惟加减八味丸料煎服，使火归源，庶几可救。(《口齿类要·喉痛六》)

一疬妇咳而无痰，咽痛，日晡发热，脉浮数。先以甘桔汤少愈，后以地骨皮散而热退，更以肾气丸及八珍汤加柴胡、地骨皮、牡丹皮而愈。丹溪云：咳而无痰者，此系火郁之证，及痰郁火邪在中，用苦梗开之，下用补阴降火之剂，不已，则成劳嗽，此证不得志者多有之。又《原病式》曰：人瘦者，腠理疏通而多汗，血液衰少而为燥，故为劳嗽之疾也。(《外科发挥·卷四·肺痈肺痿》)

三、 齿痛

齿者，肾之标；口者，脾之窍。诸经多有会于口者，齿牙是也。徐用诚先生云：齿恶寒热等症，本手足阳明经；其动摇脱落，本足少阴经；其虫疳龈肿，出血痛枒，皆湿热胃火，或诸经错杂之邪与外因为患。治法：湿热甚而痛者，承气汤下之，轻者清胃散调之；大肠热结而龈肿痛者，清胃散治之，重则调胃丸清之；六郁而痛者，越鞠丸解之；中气虚而痛者，补中益气汤补之；思虑伤脾而痛者，归脾汤调之；肾经虚热而痛者，六味丸补之；肾经虚寒而痛者，还少丹补之，重则八味丸主之；其属风热者，独活散；大寒犯脑者，白芷散；风寒入脑者，羌活附子汤。病症多端，当临症制宜。(《口齿类要·齿痛三》)

杨考功齿动作渴，属脾胃虚弱，阴火炽甚，用补中益气加酒炒黑黄柏四剂，又服加减八味丸，诸症顿愈，又用补中益气汤而痊愈。(《口齿类要·齿痛三》)

一男子每足发热，牙即浮痛，此足三阴虚火，用加减八味丸而不复作。(《口齿类要·齿痛三》)

一男子齿浮作痛，耳面黧黑，口干作渴，日晡则剧，此脾虚弱也，用补中益气汤、加减八味丸而愈。(《口齿类要·齿痛三》)